Die deutsche Fassung des Buches „The UV Advantage" von Michael F. Holick und Mark Jenkins wurde auf Initiative der JW Holding GmbH, Stuttgart herausgegeben.

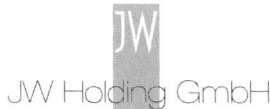

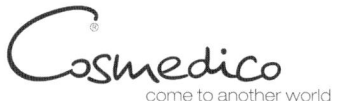

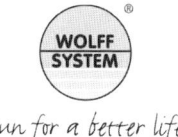

Dem Andenken meines guten Freundes Don Christal gewidmet,
einem Verfechter der Heliotherapie.
Seine hohe Wertschätzung galt den Vorteilen des Sonnenlichts.

Michael F. Holick
Mark Jenkins

# Schützendes Sonnenlicht

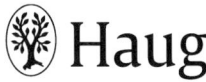

Bibliografische Information der Deutschen Bibliothek

Die Deutsche Bibliothek verzeichnet diese Publikation in der Deutschen Nationalbiografie; detaillierte bibliografische Daten sind im Internet über http://dnb.ddb.de abrufbar

© der Deutschen Ausgabe 2005
Karl F. Haug Verlag in MVS Medizinverlage Stuttgart GmbH & Co. KG
Oswald-Hesse-Str. 50 70469 Stuttgart

Titel der Originalausgabe: THE UV ADVANTAGE

A Publication of ibooks, inc.
Copyright © by Michael F. Holick and Mark Jenkins
All rights reserved. No parts of this book may be reproduced or transmitted in any form or by any means, electronic or mechanical, including photocopying, recording or by any information storage and retrieval system, without permission in writing from the publisher.

Distributed by Simon & Schuster, Inc.
1230 Avenue of the Americas, New York, NY 10020

ibooks, inc.
24 West 25th Street, New York, NY 10010

The ibooks World Wide Web Adress is:
http://www.ibooks.net

Das Werk ist urheberrechtlich geschützt. Nachdruck, Übersetzung, Entnahme von Abbildungen, Wiedergabe auf photomechanischem oder ähnlichem Wege, Speicherung in DV-Systemen oder auf elektronischen Datenträgern sowie die Bereitstellung der Inhalte im Internet oder anderen Kommunikationsdiensten ist ohne vorherige schriftliche Genehmigung des Verlages auch bei nur auszugsweiser Verwertung strafbar.

Die Ratschläge und Empfehlungen dieses Buches wurden von Autor und Verlag nach bestem Wissen und Gewissen erarbeitet und sorgfältig geprüft. Dennoch kann eine Garantie nicht übernommen werden. Eine Haftung des Autors, des Verlages oder seiner Beauftragten für Personen-, Sach- oder Vermögensschäden ist ausgeschlossen.

Sofern in diesem Buch eingetragene Warenzeichen, Handelsnamen und Gebrauchsnamen verwendet werden, auch wenn diese nicht als solche gekennzeichnet sind, gelten die entsprechenden Schutzbestimmungen.

Printed in Germany – Gedruckt auf chlorfrei gebleichtem Papier
Programmplanung und Redaktion: Thomas Kleeberg, Dr. Dierk Suhr, Stuttgart
Übersetzung aus dem Englischen: Christa Trautner-Suder, Weilheim
Lektorat: Dr. Norbert Schmid-Keiner, Riegel
Umschlaggestaltung: CYCLUS · Visuelle Kommunikation, Stuttgart
Umschlagfoto: zefa visual media, Düsseldorf
Satz: smp – schmidt media production, Freiburg
Druck und Verarbeitung: fgb · freiburger graphische betriebe, Freiburg

ISBN 3-8304-2208-3

# Inhalt

Einführung zur deutschen Ausgabe … 6

Danksagung … 8

Vorwort … 9

1 **Die Wahrheit über das Licht** … 11
Wir brauchen das Sonnenlicht, auch wenn man uns weisgemacht hat, es sei schädlich

2 **Hautkrebs und Sonnenlicht: Die Tatsachen** … 28
Hier erfahren Sie, warum die Aussage „Sonnenlicht verursacht Krebs" übertrieben ist und wie Sie die Sonne für Ihre Gesundheit nutzen können

3 **Sonnenlicht und Hautbild** … 48
Falten und andere Hautprobleme vermeiden, ohne auf die gesundheitlichen Vorteile der Sonne zu verzichten

4 **Die Sonne: Eine wirksame Medizin** … 58
Gute Nachrichten über die Heilkraft der Sonne

5 **Bringen Sie Licht in Ihr Leben** … 89
Wie das Sonnenlicht unser psychisches Wohlbefinden und unsere Schlafmuster beeinflusst

6 **Wenn Sie kein Sonnentyp sind** … 106
Weitere Vitamin-D-Quellen: Ernährung, Nahrungsergänzungsmittel und künstliches Sonnenlicht

7 **Mein Rezept: Sonnenlicht** … 114
Sonnenlicht, die beste Medizin für den Alltag

Nachwort … 123

Glossar … 125

Vorwort zur Bibliographie … 128

Literaturhinweise … 129

Register … 140

Die Autoren … 144

# Einführung zur deutschen Ausgabe

Schon seit den frühesten Überlieferungen aus der antiken Medizin wird immer wieder über günstige Wirkungen einer UV-Exposition berichtet. Im antiken Griechenland repräsentierte „Helios" die der Sonne zugeordnete Gottheit. Die medizinische Bedeutung und das Interesse an dieser Heliotherapie haben oft gewechselt, vor allem aus der allgemeinen Einstellung und Haltung gegenüber der uns umgebenden Natur und den aus dieser entwickelten Heilweisen. Einen letzten Höhepunkt erreichte Heliotherapie noch einmal in der europäischen Medizin des beginnenden 19. bis in die Mitte des 20. Jahrhunderts.

1903 wurde der Nobelpreis für Medizin für die UV-Bestrahlung als Therapie der Hauttuberkulose (mit Hilfe des Lichtbogens) an den Dänen Niels Finsen vergeben. Fünfzehn Jahre später heilte der Berliner Kinderarzt Huldschinsky mit der „Höhensonne" die Rachitis.

Für große Anteile der Bevölkerung war dieses die Zeit eines „Zurück zur Natur". Damit gewann Heliotherapie wichtiges Terrain. Ein aktives Engagement und eine positive Emotionalität gegenüber einer Behandlung gelten auch heute noch als wichtige Faktoren für den Therapieerfolg. Aus dem oben genannten Zeitraum existiert eine Fülle wertvoller Erfahrungsberichte, die in vielen Fällen auch heute noch gültig sind. Dies entspricht aber nicht den modernen Anforderungen wissenschaftlicher Standards.

Darüber hinaus hat sich in der öffentlichen Meinung eine andere Einstellung entwickelt: Ein Schönheitsideal der „gesunden Bräune" hat den Nutzen der Sonne und damit die Positiva der UV-Strahlung in das Gegenteil umgewandelt, nämlich als gesundheitliche Gefährdung. Das Prinzip der richtigen Dosis gilt jedoch auch hier: zu viel ist genauso schädlich wie zu wenig.

Professor Holick stellt in diesem Buch seine in den USA gesammelten Erfahrungen vor und leitet daraus resultierende Empfehlungen allgemeinverständlich ab.

Die Autoren dieser Einführung arbeiten mit Professor Holick seit über zehn Jahren eng zusammen. Daraus sind etliche gemeinsame wissenschaftliche Erkenntnisse entstanden, die in das vorliegende Buch Eingang gefunden haben. Den deutschen Lesern wird ebenfalls empfohlen, sich eine persönliche Meinung dazu zu bilden, welche gesundheitliche Bedeutung die UV-Strahlung und das Sonnenlicht auch weiterhin haben, und wie es am besten zu nutzen ist, ohne sich Schaden zuzufügen.

Berlin, im Januar 2005

Dr. med. Rolfdieter Krause, Leiter der AG Heliotherapie in der Abteilung für Naturheilkunde und Prof. Dr. med. Malte Bühring, em. Lehrstuhlinhaber für Naturheilkunde am Campus Benjamin Franklin der Charité – Universitätsmedizin Berlin

# Danksagung

Ohne die Hilfe von Familienmitgliedern, Freunden und Kollegen wäre das vorliegende Buch nicht zustande gekommen.

Besonders dankbar bin ich meiner Frau Sally Ann und unseren Kindern, Michael Todd und Emily Ann für ihre Unterstützung und ihr Verständnis während der äußerst aufwändigen Entstehung dieses umfassenden Buches.

Dank gebührt auch meinem Mitautor Mark Jenkins, meinem Verleger Carol Mann sowie allen anderen, die an der Produktion dieses Buches mitgewirkt haben.

Zu danken habe ich natürlich auch den zahlreichen wissenschaftlichen Mitarbeitern, Studenten, Kameraden und Kollegen, mit denen ich jahrelang auf dem Gebiet der Photobiologie zusammengearbeitet habe. Besonders dankbar bin ich für die Unterstützung, Beratung und Anregung durch Dr. John Adams, Dr. Mary Allen, Dr. George Brainard, Dr. Tai Chen, Dr. Farhad Chimeh, Dr. Thomas Clemens, Dr. Bess Dawson-Hughes, Sheila DeCastro, R.N., Dr. Hector DeLuca, Diane Digirolamo, R.N., Dr. Cerima Durokovic, Dr. Gary Ferguson, Drs. Cedric und Frank Garland, Dr. William Gehrmann, Dr. Barbara Gilchrest, Dr. William Grant, Nancy Hanafin, Dr. Robert Heaney, Daniel Jamieson, Dr. Ernst Jung, Dr. David Kenney, Dr. Douglas, Kiel, Dr. Albert Kligman, Dr. Loren Kline, Dr. Polyxeni Koutkia, Dr. Rolfdieter Krause, Mona Lauture, R.N., Joe Levy, Dr. Clifford Lo, Dr. Zhiren Lu, Dr. Alan Malabanan, Dr. Trond Marksted, Jeffrey Mathieu, Dr. Lois Matsuoko, Dr. Carlos Mautalen, Julia McLaughlin, Janeen McNeil, R.N., Dr. Carolyn Moore, Barbara Nayak, R.N., John Overstreet, Dr. John Parrish, Dr. Ralf Paus, Dr. Alberto Perez, Kelly Persons, Dr. John Pettifor, Dr. John T. Potts, Jr. Dr. Rahul Ray, Swapna Ray, Dr. Jörg Reichrath, Jack Reilly, Dr. Clifford Rosen, Matt Russell, Dr. Gary Schwartz, Jim Shepherd, Elizabeth Southworth, Catherine St. Clair, Dr. Mark St. Lezin, Dr. Vin Tangpricha, Dr. Xiao Tian, Dr. Duane Ulrey, Dr. Ann Webb, Lyman Whitlatch, Friederich Wolff, Jörg Wolff, Jacobo Wortsman, Michele Wright-Nealand, Dr. Michael Young und Dr. Susie Zanello.

# Vorwort

Eines Tages wurde ich in einem Hotellift zufällig Zeuge eines Gesprächs. Eine Frau erzählte ihrem Begleiter, sie müsse wohl oder übel ihrer Sonnenliebe abschwören, sonst „wäre es irgendwann noch ihr Tod". Ähnliches höre ich immer wieder und habe daher dieses Buch geschrieben.

Ich möchte dazu beitragen, die Haltung der Gesellschaft gegenüber der Sonne ins rechte Licht zu rücken. Das Thema ist seit Jahren Gegenstand meiner Forschungsarbeit und viele Institutionen, angefangen bei der NASA bis hin zum National Zoo lassen sich von mir beraten. Mit Erfolg konnte ich eine Vielzahl ernster Erkrankungen wie Osteoporose, Osteomalazie, Bluthochdruck und Schuppenflechte behandeln, indem ich die Patienten dem Strahlentyp aussetzte, der Teil des Sonnenlichts ist (UVB). Die Ergebnisse meiner Studien wurden in wichtigen wissenschaftlichen und medizinischen Zeitschriften veröffentlicht.

Meine Unterstützung für eine maßvolle Sonnenexposition wurde meist dahingehend interpretiert, dass ich eine Lanze für die *Hautbräunung* breche. Das ist falsch. Lege ich mich etwa stundenlang in die Sonne oder besuche ein Solarium? *Nein.* Gehe ich ohne Sonnenschutz in die Sonne und lasse meine Haut bräunen? *Ja.* Warum? Weil ich weiß, dass mein Körper ein gewisses Maß an Sonnenlicht benötigt, um gesund zu bleiben. Trage ich nach einer bestimmten Zeit eine Sonnencreme auf? *Ja.* Warum? Weil ich weiß, dass der Aufenthalt in der Sonne mit Vorteilen, aber auch mit gewissen Risiken verbunden ist. Kürzlich lief mir George Hamilton über den Weg, dieses Paradebeispiel des braungebrannten Sunnyboys. Als er hörte, dass ich ein Befürworter der Sonnenexposition bin, meinte er scherzhaft, dafür sei meine Haut aber recht blass, er könne sich ja darin spiegeln!

Ich befürworte den *gesunden Menschenverstand*. Leider kommt er im Umgang des modernen Amerikaners mit seiner Gesundheit häufig zu kurz. Natürlich respektiere ich, dass jeder das Recht hat, etwas zu tun, wodurch er gut aussieht und sich besser fühlt. Ich glaube Ihnen dabei helfen zu können, dieses Ziel auf gesünderen und wirksameren Wegen zu erreichen. Anscheinend hat unsere Gesellschaft kein Gespür für die goldene Mitte, sie kennt nur die Extreme. Keine Angst – Sie werden nicht sterben, nur weil Sie in der Sonne gewesen sind. Die UVB-Strahlen im Sonnenlicht sind nämlich ein wesentlicher Gesundheitsfaktor. Die Annahme, wir müssten uns ständig vor der Sonne schützen, ist missverständlich und ungesund. Diese Sonnenphobie erklärt, warum so viele Menschen unter Erkrankungen leiden, die mit Sonnenmangel zusammenhängen.

Zum Teil beruht dieses Problem darauf, dass unsere amerikanischen Gesundheitsexperten offenbar nicht mehr darauf vertrauen, dass die Bevölkerung nach umfassender Information selbst über ihre Gesundheit entscheiden kann. Man scheint nach dem Motto vorzugehen: *Wir können der Öffentlichkeit keine Entscheidungsfähigkeit über ihre Sonnenexposition zutrauen, deshalb sagen wir den Leuten am besten, sie sollen gar nicht mehr in die Sonne gehen.* Das ist nicht nur überheblich, sondern auch problematisch, denn es ist vollkommen *un*gesund, das Sonnenlicht völlig zu meiden. Sonnenmangel ist mit einer Vielzahl von Krankheiten verbunden, angefangen bei Darm-, Brust-, Prostata- und Eierstockkrebs bis zu koronarer Herzkrankheit, Bluthochdruck, Typ 1-Diabetes mellitus, Multipler Sklerose und Depression. Vielfach werden die Richtlinien der Politik ohne Berücksichtigung der neuesten Forschungsergebnisse bestimmt. Die Verantwortlichen wissen offenbar über die inzwischen vielfach belegten Vorteile der Sonne für die menschliche Gesundheit nicht Bescheid.

Ihr allgemeines Wohlbefinden hängt mit davon ab, dass Sie ein angemessenes Verhältnis zur Sonne finden. Hierzu brauchen Sie aber geeignete Informationen. Das vorliegende Buch soll Ihnen in erster Linie die Probleme unmissverständlich erläutern. Auf der Grundlage dieser Informationen werden Sie in der Lage sein, selbst zu entscheiden, wie Sie künftig mit dem Sonnenlicht umgehen möchten. Auch Sie können lernen, das Sonnenlicht für Ihre Gesundheit zu nutzen.

# Kapitel 1

# Die Wahrheit über das Licht

## Wir brauchen das Sonnenlicht, auch wenn man uns weisgemacht hat, es sei schädlich

Im Sommer 1997 hatte ich mit meinem Team monatelang den Vitamin-D-Status einer nach dem Zufallsprinzip ausgewählten Personengruppe aus der Region Boston untersucht. Als Direktor des klinischen Forschungszentrums und Professor für Medizin, Dermatologie, Physiologie und Biophysik am Boston University Medical Center war ich für das Studiendesign und die Durchführung zuständig. Zwar hatte ich einen starken Verdacht, was die Studie zutage bringen würde, aber die Ergebnisse verschlugen mir doch die Sprache. Sage und schreibe 42 Prozent der untersuchten Personen litten an Vitamin-D-Mangel. Meine Studie, die man zur Veröffentlichung in *Lancet* angenommen hatte (von hundert eingereichten Artikeln wird in dieser renommierten Zeitschrift nur einer veröffentlicht), bestätigte, wovon die Mehrheit der Fachwissenschaftler bereits überzeugt war: In den Vereinigten Staaten und weiten Teilen der Westlichen Welt herrscht ein Vitamin-D-Mangel von epidemischen Ausmaßen. Manche sprechen von einer „stillen Epidemie", denn obgleich Vitamin-D-Mangel mit tiefgreifenden Folgen verbunden ist, fehlen häufig augenfällige Symptome.

Wie kommt es zu dieser „stillen Epidemie"? Teils, weil sich heutzutage nur noch sehr wenig Menschen mit ausreichend Vitamin D ernähren – es ist hauptsächlich in „fetten" Fischsorten wie Lachs und Makrele enthalten. Hinzu kommt, dass nur die wenigsten Amerikaner diese Empfehlungen, Vitamin-D-arme Ernährung durch ausreichend mit Vitamin D angereicherter Milch, oder durch Nahrungsergänzungsmittel, zu kompensieren. (Milch enthält meist weit weniger Vitamin D als die FDA empfiehlt).

Keiner dieser Faktoren kann jedoch den weitverbreiteten Vitamin-D-Mangel so gut erklären wie die Tatsache, dass unsere Gesellschaft sich mehr und mehr dafür entscheidet, die wichtigste Vitamin-D-Quelle zu meiden – das Sonnenlicht.

Übertriebene Warnungen vor den Gefahren der Sonne treiben die Amerikaner dazu, sich unter langärmeligen Oberteilen, Schlapphüten und großen Sonnenbrillen zu verstecken und jeden Zentimeter unbedeckter Haut mit Sonnencreme mit hohem Lichtschutzfaktor einzucremen. (Meine Studien haben ergeben, dass LSF 8 die Vitamin-D-Produktion um 97,5 Prozent reduziert, LSF 15 sogar um 99,9 Prozent). Diese Verhaltensweise hat zur Folge, dass die vom Menschen zur Vitamin-D-Produktion so dringend benötigte Sonne abgeblockt wird. Dabei steht fest: Der Mensch hat sich im Lauf der Evolution dahingehend entwickelt, dass sein Leben und seine Gesundheit von der Sonne abhängig sind. Die Sonne liefert unserem Körper den Kraftstoff zur Produktion von Vitamin D. Wer das Sonnenlicht abblockt, indem er sich von Kopf bis Fuß unter Kleidung und Sonnencreme versteckt, dreht den Kraftstoffhahn zu und der Körper kann nicht genügend Vitamin D produzieren.

Sie werden sich vielleicht fragen „na und?" Die Antwort lautet: Die Gesundheit des Menschen profitiert vielfältig, unterschiedlich und nachhaltig von Vitamin D. In Kapitel 4 werden wir uns dies im Detail anschauen. Nur soviel sei bereits gesagt: Anerkannte medizinische Kreise sprechen bereits vom „Wundermittel" Sonnenlicht. Es kann uns „immun" machen gegen verheerende Krankheiten wie Herzinfarkt, Schlaganfall, Osteoporose und einige der gefährlichsten Krebserkrankungen innerer Organe. Die Statistik spricht Bände. Einige Forscher, insbesondere Dr. William Grant, haben nachgewiesen, dass man in Amerika durch eine stärkere Sonnenexposition jährlich 185.000 weniger Fälle von Krebserkrankungen innerer Organe und 30.000 weniger Todesfälle zu verzeichnen hätte (insbesondere Brust-, Eierstock-, Darm-, Prostata-, Blasen-, Gebärmutter-, Speiseröhren-, Rektum- und Magenkrebs). Auch auf Bluthochdruck, eine der Hauptursachen für Herzinfarkt und Schlaganfall, hat das Sonnenlicht einen ähnlich eindrucksvollen Effekt – Menschen, die ausreichend Zeit in der Sonne verbringen oder ins Solarium gehen, erleben einen Blutdruck senkenden Effekt, der mit der Wirkung Blutdruck senkender Medikamente vergleichbar ist, aber ohne deren unangenehme Nebenwirkungen. Wir haben festgestellt, dass Sonnenlicht auf die Herzgesundheit ähnlich günstig wirkt wie körperliches Training. Und wie sieht es mit der Knochengesundheit aus? Sonnenexposition trägt zum Aufbau und Erhalt der Knochendichte bei und verringert Frakturen, eine der Hauptursachen für Invalidität und Tod bei Senioren.

**Vorteile des Sonnenlichts für die menschliche Gesundheit**
- Bessere Knochengesundheit
- Bessere psychische Gesundheit (SAD, PMS, Depression, allgemeine Stimmung)
- Vorbeugung bestimmter Krebsarten
- Verbesserte Herzgesundheit
- Günstigerer Verlauf von Hautkrankheiten
- Geringeres Risiko von Autoimmunkrankheiten wie Multiple Sklerose, Typ 1-Diabetes mellitus und rheumatoide Arthritis
- Günstigerer Verlauf von Erkrankungen in Zusammenhang mit Übergewicht, das die Teilnahme an einem Trainingsprogramm verhindert

Der Mensch braucht das Sonnenlicht auch zur Kontrolle seiner inneren Uhr, die seine Stimmungen reguliert. Angemessene Sonnenexposition hält zudem die saisonal bedingte Depression (SAD) sowie die Depressionsrate in Zusammenhang mit dem prämenstruellen Syndrom (PMS) niedrig. Ganz zu schweigen davon, dass Sonnenlicht bekanntermaßen für ein gesteigertes Wohlbefinden sorgt – was man in unserer heutzutage vielfach stressigen Welt nicht gering schätzen sollte.

Wer die Warnung ausspricht, man solle die Sonne meiden, weil „Sonnenlicht gefährlich ist" (ich bezeichne solche Leute als „Sonnengegner"), beraubt sich der lebenserhaltenden Vorteile der Sonnenexposition – und negiert die Grundlagen der Evolutionswissenschaft.

## Am Anfang ...

Bereits aus den ersten überlieferten Aufzeichnungen erfahren wir, dass der Mensch die Sonne wegen ihrer therapeutischen Eigenschaften verehrte. Dies zeigen Höhlenmalereien, auf denen die Verknüpfung zwischen Sonnenlicht und Leben und Gesundheit des Menschen dargestellt sind. Vor 6000 Jahren, zur Zeit der ägyptischen Pharaonen Ramses und Akhenaten, berichteten Heilkundige über die Vorteile der Sonnenexposition für die Herzgesundheit. Auch der legendäre Hippokrates (ihm verdanken wir den Hippokratischen Eid) und die antiken, römischen und arabischen Ärzte rühmten die Sonnentherapie. Ägypter, Mesopotamier und Griechen hatten ihre Sonnengötter und auch im Zoroastrianismus, Mithraismus, in der römischen Religion, dem Hinduismus, Buddhismus, unter den Druiden Englands, den Azteken Mexikos, den Inkas Perus und vielen Eingeborenenstämmen Amerikas findet man den Einfluss der Sonne auf die Religion.

Es überrascht nicht, dass die antiken Völker die Wohltaten des Sonnenlichts instinktiv erkannten. Leben und Gesundheit des Menschen waren vom Sonnenlicht abhängig, seit unsere Vorfahren aus der Ursuppe aufgetaucht waren. Nachdem sie die calciumreiche Umgebung des sprudelnden Salzwassers verlassen hatten, in dem sich alles Leben entwickelte (dort hatte ihr noch primitives Skelett das Calcium direkt aufnehmen können), holten sich unsere vierbeinigen Vorfahren an Land das Calcium nun durch den Verzehr von Pflanzen. Hauptaufgabe von Calcium ist der Knochenaufbau. Unsere frühen Verwandten entwickelten ein System der Calciumaufnahme aus der Nahrung. Für diesen chemischen Prozess war Vitamin D erforderlich, das bei Sonnenexposition in der Haut gebildet wurde.

Wir überspringen ein paar Millionen Jahre und sehen, dass auch der Homo sapiens noch das Sonnenlicht zur Regulierung der für seinen Knochenaufbau benötigten Calciumaufnahme nutzte. Die ersten Menschen lebten in Äquatornähe, wo die Sonne kräftig scheint. Sie entwickelten eine dunkle, melaninreiche Haut, die sie vor Sonnenbrand schützte, aber noch genügend Sonnenlicht „durchließ", um Vitamin D zu bilden. Als die Menschen vom Äquator in Regionen mit weniger intensivem Sonnenschein zogen, wo die Sonne zudem mehrere Monate im Jahr zu schwach ist, um im menschlichen Körper für die Bildung von Vitamin D zu sorgen, nahm der Pigmentgehalt der Haut ab, um die Sonne, wenn sie denn schien, in ausreichender Menge „durchzulassen". Je weiter die Menschen nach Norden wanderten, desto heller wurde ihre Haut, um das verfügbare Licht nutzen zu können. Schließlich war der Mensch bis zu einer Region vorgedrungen, wo es kein Weiterkommen gab. Hier mangelte es an ausreichend Sonne zur Produktion des lebensnotwendigen Vitamin D. Nun geschah etwas Faszinierendes: Der Mensch erfand Hilfsmittel, um im Meer Fischsorten und

Säugetiere zu fangen, die reich an Vitamin D sind und noch heute traditionell auf dem Speiseplan der Eskimos und Skandinavier stehen. Dies ermöglicht ihnen das Überleben in Klimabereichen mit extrem wenig Sonnenlicht.

Auch heute noch benötigen Hellhäutige wenig Sonnenlicht, um ausreichend Vitamin D für ihre Gesundheit zu produzieren, während Dunkelhäutige von Natur aus gut gegen Sonnenbrand geschützt sind. Umgekehrt bekommen hellhäutige Menschen recht schnell einen Sonnenbrand und sind stärker hautkrebsgefährdet, während dunkelhäutige Menschen, die in nördlichen Klimabereichen leben, schneller Vitamin-D-Mangel entwickeln.

Diese, wenn auch stark vereinfachte Erklärung, warum der Mensch die Sonne für seine Gesundheit braucht, sollte es Ihnen zumindest ermöglichen, sich von der Vorstellung zu verabschieden, die Sonne fürchten zu müssen. Ohne Sonnenlicht gibt es für uns kein Überleben!

## Das 1x1 des Sonnenlichts

Um das Für und Wider der Sonnenexposition umfassend zu verstehen, sollten Sie wissen, was „da oben" vor sich geht und welche Auswirkungen dies „hier unten" für uns hat.

Das Sonnenlicht besteht aus einer Mischung elektromagnetischer Strahlen unterschiedlicher Wellenlänge, von der langwelligsten, der so genannten infraroten Strahlung über Rot, Orange, Gelb, Grün, Blau, Indigo und Violett zur kurzwelligsten, der ultravioletten Strahlung (siehe Abbildung 1.1).

Die ultraviolette oder UV-Strahlung besteht aus UVA-, UVB- und UVC-Strahlen. UVC-Strahlen werden von der Atmosphäre vollständig absorbiert. UVA- und UVB-Strahlen

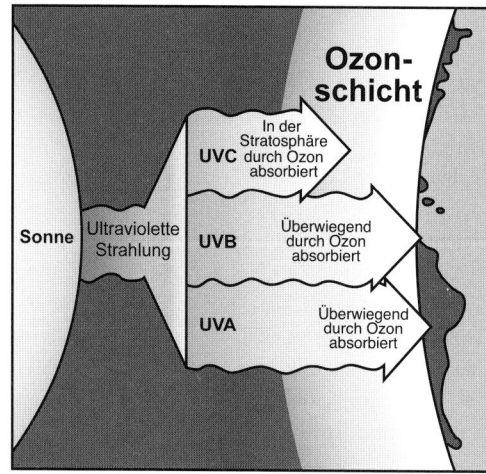

Abbildung 1.1 Die Sonne emittiert elektromagnetische Strahlen verschiedener Wellenlängen. Dazu gehören auch die ultravioletten Strahlen UVA, UVB und UVC.

erreichen die Erdoberfläche, wirken auf den Körper aber unterschiedlich. UVA-Strahlung verursacht Falten und kann in extrem hohen Dosen für Melanome verantwortlich sein.

Durch UVB-Strahlen kommt es zu Hautrötung, und langfristig können sich Nicht-Melanome entwickeln. Haben UVB-Strahlen jedoch einen Sonnenbrand verursacht, kann dies zur Melanombildung beitragen. Durch UVB-Strahlen wird in der Haut die Reaktion ausgelöst, die zur Produktion von Vitamin D führt.

Bis vor kurzem wurde von den Sonnenschutzmitteln nur die UVB-Strahlung abgeblockt, was die Zunahme von Melanomen in den USA und einigen westlichen Ländern beschleunigt haben könnte. Der Grund: Eingecremt mit einem Sonnenschutzmittel, das nur UVB-Strahlen abblockt, kann man sich unbegrenzt in der Sonne aufhalten, ist jedoch nicht gegen UVA-Strahlen geschützt. Ohne Sonnenschutz hielte man es gar nicht lange genug in der Sonne aus, um die mit einem Melanomrisiko behaftete UVA-Dosis zu erreichen.

Dankenswerterweise hat die Forschung mittlerweile „Breitbandspektrum"-Sonnenschutzmittel entwickelt, die sowohl gegen UVA- als auch UVB-Strahlen schützen.

Welche UV-Menge die Erde erreicht, hängt von mehreren Faktoren ab wie beispielsweise:

- **Ozon in der Stratosphäre.** Die Ozonschicht absorbiert den Großteil der Sonnenstrahlung, die tatsächliche Menge hängt jedoch von der Jahreszeit und bestimmten Naturphänomenen ab. Insgesamt ist die Ozonschicht dünner geworden. Schuld daran sind industrielle Verschmutzungen, inzwischen verbotene Substanzen, die früher in Kühlschränken verwendet wurden sowie bestimmte Verbrauchsprodukte wie Haarsprays.
- **Tageszeit.** Die UV-Menge ist in der Mittagszeit am größten. Die Sonne hat ihren höchsten Punkt am Himmel erreicht, die UV-Strahlen haben von hier den kürzesten Weg durch die Atmosphäre zur Erde. Anders ausgedrückt: In den Morgenstunden und am Spätnachmittag strahlt die Sonne in einem größeren Winkel durch die Atmosphäre, daher ist die UV-Strahlung in diesen Zeiten weit weniger intensiv.
- **Jahreszeit.** Der Winkel der Sonneneinstrahlung verändert sich mit den Jahreszeiten. Dies wirkt sich auch auf die Intensität der UV-Strahlen aus. Während der Sommermonate ist die UV-Intensität am größten.
- **Geographische Breite.** Die intensivste Sonnenstrahlung findet man am Äquator, wo die Sonne direkt über einem steht und die Strahlen den kürzesten Weg durch die Ozonschicht haben. Daher erreicht am Äquator eine größere Menge UV-Strahlen die Erdoberfläche. In höheren Breitengraden steht die Sonne tiefer am Himmel und die UV-Strahlen haben eine längere Strecke durch dickere Ozonschichten zurückzulegen, bis sie die Erdoberfläche erreichen. Das macht die UV-Strahlung in mittleren und höheren Breitengraden weniger intensiv.
- **Höhe.** In höheren Lagen ist die UV-Strahlung intensiver, da sie dort von weniger Atmosphäre absorbiert werden kann. Wer sich in höheren Lagen aufhält, läuft daher schneller Gefahr, sich übermäßiger Sonnenstrahlung auszusetzen.

- **Witterungsbedingungen.** Viele Wolken machen es den UV-Strahlen schwer, bis zur Erdoberfläche vorzudringen. Dennoch kann UV-Strahlung die Wolkenschicht durchdringen, weshalb man auch an einem diesigen Sommertag Sonnenbrand bekommen kann.
- **Reflektion.** Bestimmte Oberflächen wie Schnee, Sand oder Wasser reflektieren die UV-Strahlen und steigern deren Intensität selbst noch im Schatten.

## Wissenschaft und Sonnenlicht

Erste Untersuchungen der modernen Wissenschaft zur Verbindung zwischen Sonnenlicht und Gesundheit führten zu der Annahme, die günstigen Auswirkungen des Sonnenlichts auf die Gesundheit seien das Ergebnis der von der Sonne erzeugten Wärme. Ende des 17./Anfang des 18. Jahrhunderts zog Sir Everhard Home den Schluss, nicht die Hitze der Sonnenstrahlen, sondern vielmehr eine von der Sonne verursachte chemische Wirkung im Körper führe zu Sonnenbrand. Home wies auch nach, dass dunkelhäutige Menschen über einen natürlichen Schutz gegen Sonnenbrand verfügen. In den 1820er Jahren beobachtete der polnische Arzt Jedrzej Sniadecki erstmals, dass Kinder, die in der Stadt Warschau lebten, sehr viel häufiger unter Rachitis litten als ihre Altersgenossen auf dem Lande. Dr. Sniadecki hielt den Mangel an Sonnenlicht in den engen Straßen der Stadt Warschau für eine mögliche Ursache dieser weit verbreiteten Krankheit. Es gelang Sniadecki, die erkrankten Stadtkinder erfolgreich zu behandeln, indem er sie aufs Land in die Sonne schickte. Damit begann eine langjährige Behandlungstradition dieser Erkrankung. Das „Floating Hospital", das „Schwimmende Krankenhaus" in Boston, heute ein mehrstöckiges Gebäude, war ursprünglich tatsächlich ein großes Schiff, das während des Sommers rachitische Kinder zum Sonnen in den Hafen brachte. Zwar verstand man die genaue Beziehung zwischen Sonnenlicht und Knochenentwicklung noch nicht vollständig, doch wurde Ende des 19. Jahrhunderts Arnold Rikli zum Wegbereiter einer Gesundheitsbewegung mit dem Motto: „Wasser wirkt Wunder, Luft vermag noch mehr, am wirksamsten jedoch ist das Licht."

Zu Beginn des 20. Jahrhunderts hatten Wissenschaftler herausgefunden, dass die UV-Strahlen des Sonnenlichts die Vitamin-D-Produktion im menschlichen Körper anregen. Sie erkannten die Bedeutung dieser Tatsache für viele Gesundheitsbereiche. Auf die Erkenntnis, dass durch Sonnenlicht produziertes Vitamin D die Knochengesundheit verbessert, reagierte die Milchindustrie in Europa und den USA mit der Anreicherung von Milch mit Vitamin D. Daraus entwickelte sich ein regelrechter Spleen. Amerikanische Hersteller so unterschiedlicher Produkte wie Brot (Firma Bond), Hot Dogs (Rickter), Limonade (Twang) und sogar Bier (Schlitz) begannen, ihre Produkte mit Vitamin D anzureichern.

Die ersten Jahrzehnte des 20. Jahrhunderts erlebten den Höhepunkt der Photobiologie und Lichttherapie. Photobiologie ist ein Wissenschaftszweig, der die Effekte natürlicher und künstlicher Strahlen auf alle Lebensformen untersucht; Lichttherapie richtet ihr Augenmerk auf die heilenden Fähigkeiten der Sonne. Photobiologen und

Lichttherapeuten verdanken wir die Entwicklung wirksamer Behandlungen für Rachitis, Tuberkulose und Schuppenflechte. Krankenhäuser überall in Europa und den USA bauten Solarien und Balkone, um ihren Patienten einen angenehmen Platz an der heilenden Sonne bieten zu können. Zudem erhielt ein Photobiologe den Nobelpreis für Medizin. Aber es kündigte sich bereits ein Umschwung an.

## Die Vertreibung des Menschen aus dem Tageslicht

Was war geschehen? Wie konnten wir in unserer Geschichte an einen Punkt gelangen, wo wir die Sonne fürchteten, statt sie zu verehren? Wo wir sie mieden, statt sie zu suchen? Die Antwort ist ganz einfach. Viele Milliarden Dollar lassen sich verdienen, wenn man den einzigen größeren medizinischen Nachteil der Sonnenexposition (Nicht-Melanom-Hautkrebs) hervorhebt, während die Vorteile der Sonne finanziell uninteressant sind.

In der Medizin ist seit langem bekannt, dass es trotz aller Vorteile der Sonne auch einen gesundheitlichen Nachteil der Sonnenexposition gibt, Nicht-Melanom-Hautkrebs. In den 1920er Jahren stellte man bei europäischen Landwirten fest, dass sich auf Ohren, Gesicht, Nase und Handrücken Hautkrebs entwickelte – also auf den Körperpartien, die am stärksten der Sonne ausgesetzt waren. Die erste Ausgabe des *Journal of Cancer* 1941 betrachtete das Problem unter dem richtigen Blickwinkel. Die Autoren erklärten, das erhöhte Risiko für ein Nicht-Melanom sei der Preis für ein vermindertes Risiko für Prostata-, Brust- und Darmkrebs. Leider wurde im letzten Vierteljahrhundert das Verhältnis zwischen Sonnenlicht und Hautkrebs übertrieben dargestellt. Die Hauptschuld daran tragen die Kosmetikbranche der Pharmazeutischen Industrie und einige Dermatologen.

Mit der expandierenden Freizeitkultur in den 1960er und 1970er Jahren, als die Menschen mehr Zeit im Freien verbrachten, entwickelte die kosmetisch-pharmazeutische Industrie Sonnenschutzcremes, die den Verbraucher in falscher Sicherheit wiegten und zu exzessiver Sonnenexposition verleiteten.

> **Die Pharmakologie an der Macht**
> Wichtige medizinische Erfolge ließen die Sonne als beliebte und erfolgreiche Therapie vieler Krankheiten untergehen. Den Anfang machte 1928 die Entdeckung des Penicillins. Sein Erfolg und der weiterer Wunderdrogen waren Vorboten des Zeitalters der Pharmakologie und retteten Millionen Menschenleben. Dies beschleunigte aber auch den Niedergang von Disziplinen wie Lichttherapie und Photobiologie, die im Vergleich eher kurios und altmodisch wirkten. Nun war es nur noch ein kurzer Weg bis zur allgemeinen Überzeugung, für Prävention und Heilung der meisten Krankheiten, von denen die Menschheit heimgesucht wird, seien synthetische Medikamente bei weitem wirksamer als alles, was Mutter Natur zu bieten hat. Ein Glaube, der auch heute noch vorherrscht.

Derartige Produkte trugen den Firmen ungeheure Gewinnsummen ein. Anfangs wurden die Präparate zwar zum Schutz vor Sonnenbrand eingeführt, es dauerte aber nicht lange, bis man vorsichtig begann, sie auch vorbeugend gegen Hautkrebs zu vermarkten. Moderne Sonnenschutzmittel spielen eine wichtige Rolle bei der Vorbeugung von Hautkrebs. Wir sollten unsere Sonnenexposition genauso kontrollieren wie unseren Salz-, Zucker-, Fett- und Alkoholkonsum. Die von der Kosmetikindustrie finanzierten, raffinierten und aggressiven Kampagnen zum „Gesundheitsschutz" haben jedoch eine sonnenfeindliche Hysterie ausgelöst, die unserer Gesundheit abträglich ist. Man will uns mit der Behauptung, durch völliges Meiden der Sonne seien wir auf der sicheren Seite, zu Sonnengegnern konvertieren lassen.

Die sonnenfeindliche Lobby in den USA will die Menschen mit allen Mitteln von der Gefährlichkeit der Sonne überzeugen, damit ihre Produkte ganzjährig Abnehmer finden. Die Vertreter empfehlen allen Ernstes, Sonnencreme aufzutragen, wenn man im Februar in Boston nur schnell an der nächsten Ecke eine Flasche Milch kaufen oder in der Mittagspause im Freien essen möchte. Das ist eine völlige Verdrehung der Tatsachen, die nur dazu dient, Angst zu schüren. Selbst am sonnigsten Februartag hat die Sonne in New England oder New York nicht genügend Kraft, um das Risiko für Hautkrebs signifikant zu erhöhen. Das ist nur ein Beispiel für die Ungenauigkeit der Informationen, die von der Anti-Sonnenlobby verbreitet werden, um die Menschen zu verunsichern. Aber so überzeugt man die Menschen eben von der Notwendigkeit, die Produkte und Dienstleistungen dieser Lobby in Anspruch nehmen zu müssen.

Die Mehrheit des dermatologischen Berufsstandes hat die Taktik der Angstmacherei durch die kosmetisch-pharmazeutische Industrie aufgegriffen. Durch ihre gemeinsame Strategie haben diese Gruppen den Menschen das Tageslicht ausgetrieben – oder genauer gesagt, sie haben die Menschen aus dem Tageslicht vertrieben und ihnen die Sonnenphobie eingeimpft.

Ein Blick auf einige Statistiken lohnt sich, um die Gefahren des Hautkrebses ins richtige Verhältnis zu rücken. Nicht-Melanom-Hautkrebs, der durch lange Sonnenexposition verursacht werden kann, hat eine äußerst niedrige Sterblichkeitsrate. Weniger als 0,5 % der Patienten, die einen Nicht-Melanom-Hautkrebs entwickeln, stirbt daran; Nicht-Melanome fordern in den USA jährlich 1.200 Menschenleben. Vergleichen wir diese Zahlen mit Krankheiten, denen durch regelmäßige Sonnenexposition vorgebeugt werden kann wie Darm- und Brustkrebs. Sie weisen Sterblichkeitsraten von 20 bis 65 % auf und fordern pro Jahr das Leben von 138.000 Amerikanern. Osteoporose, eine Knochenerkrankung, die durch regelmäßige Sonnenexposition einen günstigeren Verlauf nehmen kann, ist endemisch und betrifft 25 Millionen Amerikaner. Jahr für Jahr erleiden 1,5 Millionen Amerikaner mit Osteoporose Knochenfrakturen, die bei älteren Patienten fatale Folgen haben können. Natürlich darf man Nicht-Melanom-Hautkrebs nicht auf die leichte Schulter nehmen und ich würde seine Auswirkungen auf die Betroffenen niemals bagatellisieren. Betrachtet man ihn jedoch unter dem Gesichtspunkt der öffentlichen Gesundheit, ist er, verglichen mit einer

Reihe von Erkrankungen mit hoher Sterblichkeitsrate, denen durch regelmäßige und maßvolle Sonnenexposition vorgebeugt werden kann, relativ unerheblich.

Wie sieht es mit dem Melanom aus? Diese Frage ist wichtig. Melanome sind zwar selten, sie sind aber die bei weitem gefährlichste Form von Hautkrebs und verlaufen ohne Behandlung häufig tödlich. 80 % aller Todesfälle durch Hautkrebs sind diesem Krebstyp zuzuschreiben. Es gibt jedoch – und das ist der entscheidende Punkt – keine glaubwürdige wissenschaftliche Evidenz dafür, dass eine maßvolle Sonnenexposition Melanome verursacht. In Kapitel 2 werde ich die Verwirrung aufklären, die bezüglich des Verhältnisses zwischen Sonnenexposition und Hautkrebs besteht, eine Verwirrung, zu deren Aufklärung die Medien anscheinend nicht in der Lage sind und an deren Fortbestand die Anti-Sonnenlobby ein sehr eigennütziges Interesse hat.

Auch die Sorge vieler Menschen über Faltenbildung – in unserer vom Jugendwahn regierten Kultur eine Sorge mit Aufwärtstrend – wird von der Anti-Sonnenlobby begierig aufgegriffen. Es stimmt, dass Sonnenexposition zu vorzeitiger Hautalterung führt, man kann jedoch die Vorteile der Sonnenexposition nutzen und gleichzeitig die Faltenbildung minimieren. Interessanterweise führten wahrscheinlich die in den 1960er Jahren benutzten Sonnenschutzmittel dazu, dass die Menschen, die damals sonnenbadeten, eher zu Faltenbildung neigten. In Kapitel 3 werde ich auf dieses Thema genauer eingehen.

Nun werden Sie fragen, warum niemand seine Stimme gegen die Anti-Sonnenlobby erhoben und gesagt hat: „Halt, Moment mal, ihr habt die Gefahren der Sonnenexposition schon viel zu lange übertrieben und die Tatsache ignoriert, dass der Mensch zum Leben das Sonnenlicht braucht?" Ich habe es getan! Das Problem ist nur, sobald jemand die Doktrin der Anti-Sonnen-Koalition in Frage stellt, derzufolge Sonnenexposition einzig und alleine Hautkrebs und Falten verursacht – was normalerweise durch die Veröffentlichung einer neuen Studie geschieht, in der ein positiver Zusammenhang zwischen Sonnenlicht und Krankheitsvorbeugung nachgewiesen wird –, werden diese Ergebnisse sogleich durch eine neue kostspielige Desinformationskampagne über die Gefahren der Sonne übertönt. In den Literaturhinweisen am Ende des Buches werden viele der veröffentlichten Studien aufgeführt, welche die günstige Verbindung von Vitamin D, das durch Sonnenlicht produziert wird und vielen Gesundheitsbereichen aufzeigen.

Es ist nicht einfach, der breiten Öffentlichkeit die Tatsachen nahe zu bringen, denn die Sonne hat keine Lobby. Sonnenschein ist kostenlos zu haben, es ist also nicht einträglich, seine Tugenden zu rühmen. Der Wirtschaftszweig der Solarienhersteller hat versucht, auf den Zug aufzuspringen (moderne Sonnenstudio-Ausrüstungen liefern viele Vorteile des natürlichen Sonnenlichts). Allerdings besteht die Solarien-Industrie aus zahlreichen kleinen und unabhängigen Firmen, die schwerlich als organisierte Einheit betrachtet werden können. Der amerikanische Solarienverband, die Indoor Tanning Association, macht neben den wohlhabenden „Prinzen", welche die kosmetisch-pharmazeutische Industrie und den dermatologischen Berufsstand vertreten, eher den Eindruck der „armen Verwandten" und hat Mühe, sich gegenüber dem Lärm der Sonnengegner Gehör zu verschaffen.

Da ist es auch wenig hilfreich, dass die Medien wenig Appetit auf „Wohlfühl"-Berichte haben – ihrer Meinung nach interessieren sich die Leser eher für Geschichten darüber, woran man sterben könnte als für Berichte über Möglichkeiten, das Wohlbefinden zu steigern. Man darf natürlich nicht vergessen, dass Zeitungsherausgeber und TV-Produzenten sehr beschäftigte Leute sind. Wenn auf ihren Schreibtischen geschickt verpackte Informationen über die „Gefahren der Sonnenexposition" landen und diese Informationen von keiner Seite in Frage gestellt werden, neigen sie zu einer wortgetreuen Veröffentlichung, um Spalten oder Sendezeit zu füllen. Häufig wurde das von der Lobby der Sonnengegner herausgegebene „Lehr"-Material von Berufsvertretern und Organisationen mit wohlklingenden Namen unterstützt.

Eine wachsende Zahl von Studien bestätigt jedoch den Zusammenhang zwischen Vitamin D und Gesundheit und ein beginnender Einstellungswandel ist zu beobachten. Was aber noch wichtiger ist: In den letzten Jahren haben wir bei der Frage nach den Gründen für die vielschichtig gesundheitsfördernde Wirkung der Sonnenexposition einen Durchbruch erlebt. Eine wirklich umfassende Erklärung hatte bis dahin noch gefehlt. Nun sind die Menschen gezwungen, die Vorteile der Sonnenexposition etwas genauer unter die Lupe zu nehmen. Stolz kann ich sagen, dass ich an der Spitze dieser Forschung stand.

## Sonnenschein und Zellgesundheit

Drei Jahrzehnte lang interessierte ich mich für die Bedeutung von Vitamin D für die menschliche Gesundheit. Gehen wir zurück bis in die 1970er Jahre. Damals war ich als graduierter Student an der Universität von Wisconsin bei der wissenschaftlichen Koryphäe Dr. Hector DeLuca tätig. Ich isolierte und identifizierte die aktive Form von Vitamin D ($1,25$-Dihydroxyvitamin $D_3$ [$1,25$ $(OH)_2$ $D_3$]), das dem menschlichen Körper so viele gesundheitliche Vorteile beschert. Als unmittelbare Folge dieser Entdeckung konnten Ärzte ihren Patienten, die wegen Niereninsuffizienz kein eigenes aktives Vitamin D produzieren konnten und folglich unter schweren Knochenproblemen litten, kleinste Mengen dieser Substanz verschreiben.

Auch nach so vielen Jahren finde ich diesen Bereich der Wissenschaft noch immer faszinierend! Ich führe weiterhin Studien durch und habe über 200 Forschungsarbeiten in medizinischen Zeitschriften mit strengen Auswahlkriterien veröffentlicht. Auswahl bedeutet, die Artikel müssen durch ein Auswahlgremium, ein so genanntes „Screening Board" angenommen werden. Diesem Gremium gehören Fachleute aus dem jeweiligen Forschungsgebiet an. Zu den Zeitschriften, die meine Studien veröffentlicht haben, gehören das *New England Journal of Medicine*, *Lancet* und *Science*.

In der Medizin war der eindeutige und unbestreitbare Zusammenhang zwischen Sonnenexposition und Knochengesundheit bereits seit langem bekannt. Ohne Vitamin D, dessen Bildung fast vollständig durch die Sonne ermöglicht wird, bekämen unsere Knochen nicht die Calciummenge, die sie brauchen, um kräftig zu bleiben. Die pädiatrische Knochenkrankheit Rachitis ist bei Kindern, die sich ausreichend in der Sonne aufhalten, unbekannt. Umgekehrt werden rachitische Kinder am wirksamsten mit Sonnenlicht behandelt.

Die Beziehung zwischen Sonnenexposition und Knochengesundheit ist so unbestreitbar, dass selbst die Lobby der Sonnengegner bei diesem Thema ins Stottern gerät. Werden Sprecher der Lobby darauf angesprochen, murmeln sie normalerweise etwas in der Art von „Kinder sollten mehr Milch trinken." Tatsächlich wurde mit Vitamin D angereicherte Milch zur Bekämpfung der Rachitis eingeführt, ein Großteil dieser angeblich Vitamin-D-reichen Milch enthält tatsächlich aber weit weniger Vitamin D als angenommen wird. Meine eigenen Studien, die im *New England Journal of Medicine* veröffentlicht wurden, haben dies nachgewiesen. Meine Ergebnisse wurden durch andere Studien bestätigt, beispielsweise auch durch eine Studie der US-Amerikanischen Behörde für das Arzneimittelwesen, der Food and Drug Administration (FDA).

Bedenkt man die medizinischen Fortschritte im letzten Jahrhundert, so ist es eine bestürzende Entwicklung, dass die Rachitis in der amerikanischen Gesellschaft wieder auf dem Vormarsch ist. Die Hauptursache dafür ist, dass Mütter ihre Kinder stillen, ohne zusätzliches Vitamin D einzunehmen oder ihren Kindern in irgendeiner Form eine Vitamin-D-Ergänzung zukommen zu lassen. Muttermilch enthält fast kein Vitamin D und ohne Sonnenexposition oder Vitamin-D-Ergänzung besteht für die Säuglinge ein hohes Rachitisrisiko. Ein weiterer Grund für die zunehmende Häufigkeit von Rachitis ist, dass viele Kinder zu viel Zeit im Haus verbringen oder mit Sonnenschutzmittel eingecremt und unter Schutzkleidung versteckt werden, bevor sie draußen spielen dürfen.

Eine ständig wachsende Zahl Erwachsener erkrankt an Osteomalazie, einer gelegentlich auch als „Rachitis beim Erwachsenen" bezeichneten Knochenerkrankung, die mit Vitamin-D-Mangel zusammenhängt. Die Krankheit ist durch unklare Knochen- und Muskelschmerzen gekennzeichnet und wird häufig fälschlich als Fibromyalgie oder Arthritis diagnostiziert. Bei der von einigen Ärzten genannten „Fibromyalgie-Epidemie" könnte es sich tatsächlich um eine massive Zunahme der mit Vitamin-D-Mangel verbundenen Osteomalazie handeln (siehe mehr zu diesem wichtigen Thema in Kapitel 4).

> **Übergewicht und Vitamin D**
> Übergewicht und die mit Vitamin-D-Mangel verbundene Osteomalazie gehen häufig Hand in Hand. Osteomalazie ist durch starke Knochen- und Muskelschmerzen sowie Schwäche gekennzeichnet. Übergewicht prädisponiert zur Osteomalazie, weil das überschüssige Fett, das durch Sonne und Nahrung zugeführte Vitamin D absorbiert und bindet, so dass es für den Knochenaufbau und die Zellgesundheit nicht verfügbar ist. Zudem weisen übergewichtige Personen häufig Vitamin-D-Mangel auf, weil sie aus praktischen Gründen und wegen mangelndem Selbstbewusstsein viel zu wenig nach Draußen gehen. So beginnt ein Teufelskreis.

Leidet ein übergewichtiger Mensch an Osteomalazie, ist es für ihn aufgrund der Schmerzen und Schwäche seiner Knochen und Muskeln praktisch unmöglich, an irgendeiner Form körperlicher Aktivität teilzunehmen, um das Übergewicht in den Griff zu bekommen. Folglich nimmt das Übergewicht weiter zu, was den Vitamin-D-Mangel verstärkt und die Osteomalazie verschlimmert.

Behandelt man den Vitamin-D-Mangel des Patienten, wird die Osteomalazie kuriert und der Patient kann wieder körperlich aktiv werden. Eine Studie, an der ich mitgewirkt habe zeigte, dass der Vitamin-D-Spiegel übergewichtiger Personen angehoben werden konnte, indem man die Patienten UVB-Strahlen aussetzte, im konkreten Fall im Solarium.

Die Behandlung übergewichtiger Patienten, die unter Osteomalazie in Zusammenhang mit Vitamin-D-Mangel leiden, kann neben körperlicher Aktivität noch weitere Vorteile mit sich bringen. Neuere Forschungen haben ergeben, dass die Sekretion des Hormons Leptin bei Vitamin-D-Mangel gestört ist. Leptin signalisiert dem Körper, dass er genügend Fett aufgenommen hat. Wird im Blut der Patienten wieder eine normale Menge Vitamin D gebildet, kommt dieser Mechanismus erneut in Gang.

Viele weitere Untersuchungen sind noch nötig, ich denke aber, dass es bei der Behandlung übergewichtiger Patienten ein enormes Potenzial für die UVB-Exposition gibt, sei es aus der Sonne oder aus künstlichen Quellen.

Seit über einem Jahrhundert wissen wir, dass Sonnenlicht für die Knochengesundheit entscheidende Bedeutung hat. Erst seit kurzem interessieren sich Wissenschaftler für die Tatsache, dass Menschen, die in sonnigeren Klimabereichen leben, eine geringere Inzidenz von Organ- und Zellerkrankungen wie Herzkrankheiten und Krebserkrankungen von Brust, Darm, Eierstöcken und Prostata aufweisen. Anders als beim Zusammenhang zwischen Sonnenexposition und Knochengesundheit war der Zusammenhang zwischen Sonnenexposition und der Gesundheit von Zellen und Organen schwieriger herzustellen. Erst die modernen Kommunikationsmittel ermöglichten es, Forschungsergebnisse aus verschiedenen Teilen der Welt zusammenzufügen. Da es länger dauerte, bis die Wissenschaftler die Verbindung zwischen Sonnenexposition und Zellgesundheit erkannt hatten, konnten wir erst vor kurzem nachweisen, wie diese Verbindung tatsächlich aussieht.

Die Materie ist etwas kompliziert. Bevor wir uns mit ihr befassen, lassen Sie uns einen Blick auf die Ansichten vor fünfzehn Jahren werfen.

Bis Mitte der 1990er Jahre glaubte man, die Gesamtversorgung mit aktivem Vitamin D – der einzigen Form, in der Vitamin D dem Menschen gesundheitliche Vorteile bringt – erfolge durch die Niere. Die Niere produziert diese Menge aus 25-Vitamin D im Blut (25-Hydroxyvitamin D, oder 25 $[OH]D_3$). Dieses wird in der Leber aus dem Vitamin D synthetisiert, das sich nach Sonnenexposition in der Haut bildet sowie, in geringerem Ausmaß, aus Nahrung, die Vitamin D enthält (siehe Abbildung 1.2). Die Niere stellt nur eine sehr kleine Menge aktives Vitamin D her. Diese Menge ist unab-

# Sonnenschein und Zellgesundheit

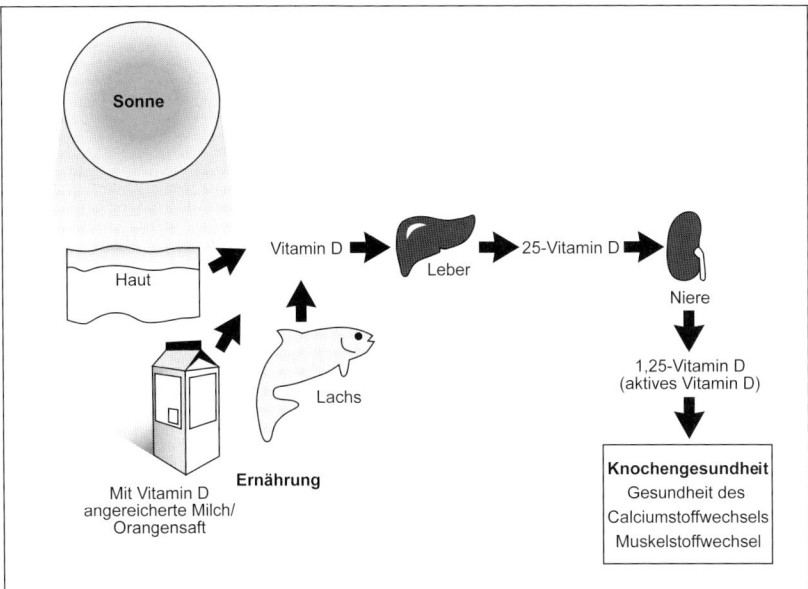

Abbildung 1.2 So stellte man sich früher den günstigen Einfluss von Vitamin D auf die Gesundheit vor. Bis vor kurzem glaubte man noch, aktives Vitamin D (1,25 $[OH]_2$ $D_3$) könne ausschließlich in der Niere produziert werden, würde dort freigesetzt und den Knochen gesund erhalten.

hängig davon, wie viel 25-Vitamin-D im Blut vorhanden ist. Mit anderen Worten: Man könnte den ganzen Sommer über stundenlang am Strand liegen, literweise Milch trinken und zu jeder Mahlzeit Makrele verzehren, die Niere würde immer dieselbe winzige Menge aktives Vitamin D produzieren. Früher glaubte man, die Hauptaufgabe dieser wertvollen kleinen Menge an aktivem Vitamin D bestünde in ihrem Beitrag zur Knochengesundheit.

Nachdem ich die aktive Form von Vitamin D entdeckt hatte, beschäftigte ich mich sehr intensiv auf dem Gebiet der Vitamin-D-Forschung und stieß dabei auf etwas, das mich ehrlich gesagt einige Nerven kostete!

Es gab einen Punkt, den wir uns nicht erklären konnten. Als Reaktion auf eine längere Sonnenexposition waren bei Zellen und Organen gesundheitliche Vorteile zu beobachten, die auf das Konto des aktiven Vitamin D zu gehen schienen. Hierzu gehörten ein niedrigerer Blutdruck und ein geringeres Krebsrisiko. Dies konnte aber nichts mit dem aktiven Vitamin D zu tun haben, wenn unsere Annahme über die Produktion von aktivem Vitamin D in der Niere zutraf. Offenbar bestand ein Zusammenhang zwischen Sonnenexposition und Zell- und Organgesundheit. Unser Wissen über die Entstehung von aktivem Vitamin D war jedoch noch so begrenzt, dass wir nicht die Behauptung aufstellen konnten, das Eine sei für das Andere verantwortlich.

Wir standen die ganze Zeit über kurz davor, die Beziehung zwischen Sonnenlicht und Zellgesundheit zu erkennen. Endlich war es soweit. Meine Kollegen und ich entdeckten bei Studien im Forschungslabor für Vitamin D, Haut und Knochen am Boston University Medical Center, dass der Mensch im ganzen Körper aktives Vitamin D produzieren kann.

Ein außergewöhnlicher Prozess. Während wir früher davon ausgegangen waren, nur die Niere könne aktives Vitamin D produzieren, war uns nun klar geworden, dass verschiedene Zellen wie beispielsweise Brust-, Prostata-, Darm-, Gehirn-, Hautzellen und wahrscheinlich auch die meisten anderen Gewebe und Zellen über diese Fähigkeit verfügen. Kommt 25-Vitamin D in diese Zellen, wird es intrazellulär in aktives Vitamin D umgewandelt. Anders als die Niere jedoch, die aktives Vitamin D aus 25-Vitamin D herstellt und es mit dem Blut in den Darm und die Knochen schickt, wird das 25-Vitamin D in diesen Zellen in aktives Vitamin D umgewandelt und direkt vor Ort innerhalb der Zellgruppe verwertet (siehe Abbildung 1.3). Sobald das aktive Vitamin D in der Zelle seine wichtige Funktion erfüllt hat, macht es sich selbst unwirksam (so kann es die Zelle nicht verlassen und im Blut nicht wirken). Dieser Vitamin-D-Aktivierungsvorgang beginnt und endet innerhalb der Zelle. Daher ist im Blut kein Nachweis einer Zunahme an aktivem Vitamin D möglich, selbst dann nicht, wenn die Zellen eine größere Menge aktiven Vitamin D's produzieren. Dies erklärt, warum die Wissenschaftler den Zusammenhang zwischen Sonnenexposition und Vitamin D so schwer erkennen konnten.

**Könnte es sein, dass Sie unter Vitamin-D-Mangel leiden?**
Ein Mangel dieses lebenswichtigen Vitamins könnte bei Ihnen vorliegen, wenn Sie:
- Selten in die Sonne gehen
- Im Freien auf allen unbedeckten Hautpartien immer Make-up und/oder Sonnencreme aufgetragen haben
- Kein Multivitamin-Präparat einnehmen
- Keine Vitamin-D-Nahrungsergänzung einnehmen
- Sich nicht Vitamin-D-reich (fetter Fisch, Fisch, Leber, Eigelb usw.) ernähren
- Dunkelhäutig sind und nicht in Äquatornähe leben
- Älter als 60 Jahre sind und in einem höheren Breitengrad leben oder die Sonne absichtlich meiden

Diese Entdeckung ist sehr bedeutsam, weil wir nun mit Sicherheit wissen, dass ein weniger durch Ernährung als vielmehr durch Sonnenexposition erhöhter Vitamin-D-Spiegel im Blut dazu beiträgt, das Risiko für mehrere Krankheiten zu senken – insbesondere Krankheiten, die durch abnormes Zellwachstum verursacht werden wie beispielsweise Krebs. Wir haben inzwischen auch entdeckt, dass selbst unser Immunsystem die Fähigkeit besitzt, aktives Vitamin D zu produzieren. Das wiederum bedeutet, dass Sonnenexposition bei der Vorbeugung und Behandlung von Autoimmunerkrankungen wie

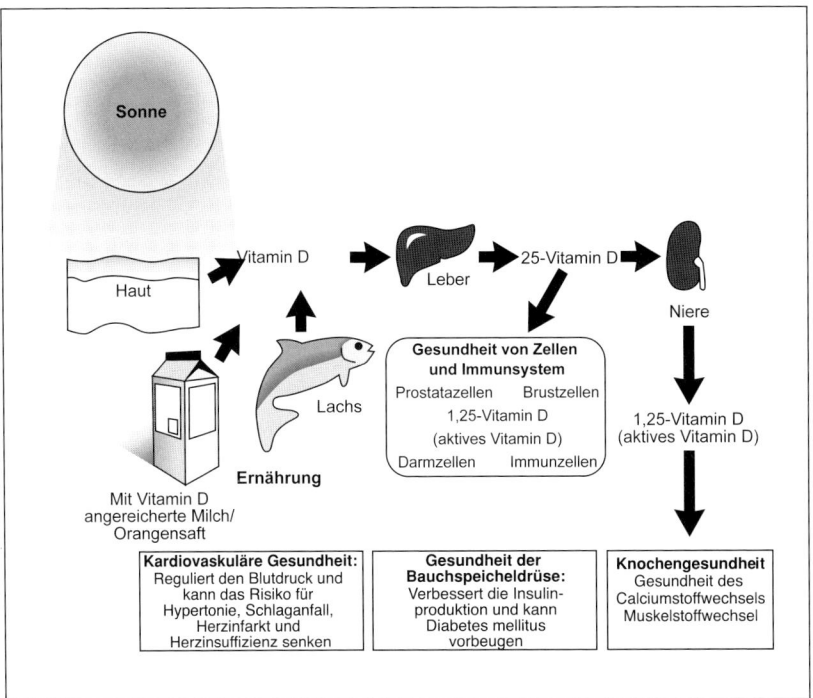

Abbildung 1.3  So versteht man heute die Vorteile von Vitamin D für die Gesundheit. Neuere bahnbrechende Entdeckungen haben gezeigt, dass Vitamin D in einer Vielzahl von Zellen aktiviert wird. Hierzu gehören Prostata-, Brust- und Darmzellen, wo das aktive Vitamin D dem für Krebs typischen, ungesunden Zellwachstum vorbeugt. Dieser Prozess erfolgt direkt in den Zellen. Nachdem die Zellen das aktive Vitamin D genutzt haben, wird es abgebaut.

Multiple Sklerose, rheumatoide Arthritis und Typ 1-Diabetes mellitus eine Rolle spielen könnte.

Meine Laborstudien bestätigten, dass aktives Vitamin D eine äußerst wirksame Substanz und einer der wirksamsten Inhibitoren abnormen Zellwachstums ist. Die Entdeckung meines und weiterer Labors, dass Zellen überall im Körper Vitamin D aktivieren können, war ein Durchbruch in der Vitamin-D-Forschung. Sie untermauert die noch recht neue Erkenntnis, dass entgegen aller gegenteiligen Behauptungen die Vorteile der Sonnenexposition die möglichen negativen Folgen bei weitem aufwiegen.

Hinzuweisen ist zudem auf immer neue Forschungsergebnisse, die zeigen, dass Sonnenexposition dazu beiträgt, den zirkadianen Rhythmus (24-Stundenrhythmus) zu regulieren. Dies wiederum beugt Erkrankungen in Zusammenhang mit Stimmungsschwankungen wie der saisonal bedingten Depression, dem prämenstruellen Syndrom und Depressionen vor (siehe Kapitel 5). Einige der erstaunlichsten Arbeiten in diesem Bereich habe ich hier in Boston mit einigen Kollegen durchgeführt. So konnten wir beispielsweise kürzlich eine Entdeckung aus den 1980er Jahren bestätigen, die bisher nie weiter erforscht worden war: Die „Wohlfühl"-Substanz β-Endorphin wird nicht nur im Gehirn produziert. Auch die Haut produziert unter UV-Strahlen β-Endorphine. Möglicherweise fühlen sich die Menschen deshalb so gut, wenn sie einige Zeit am Strand gelegen oder ein Solarium besucht haben.

## Einige Gründe, warum sich ältere Menschen und Menschen afrikanischer Abstammung besonders angesprochen fühlen sollten

Die Information über den Zusammenhang zwischen Sonnenexposition, Vitamin-D-Produktion und Krankheitsvorbeugung ist für uns alle wichtig. Für zwei Personengruppen hat sie aber besondere Bedeutsamkeit: für ältere Menschen und Menschen afrikanischer Abstammung. Beide Gruppen tun sich schwerer mit der Vitamin-D-Produktion als wir Übrigen.

### Ältere Menschen
Mit zunehmendem Alter wird es für den Körper schwieriger, Sonnenlicht in Vitamin D umzuwandeln. Um eine gesunde Vitamin-D-Konzentration im Körper aufrecht zu erhalten, ist also mehr Sonne erforderlich oder man muss dem Sonnenlicht eine größere Hautfläche aussetzen. Nun sind leider ältere Menschen besonders empfänglich für die Warnungen vor übermäßiger Sonnenexposition. Häufig schränken ältere Menschen daher ihre Sonnenexposition in einer Lebensphase ein, in der sie mehr Sonnenlicht bräuchten, um gesund zu bleiben. Studien, an denen ich mitgewirkt habe, ergaben, dass über die Hälfte der über 65-jährigen Amerikaner an Vitamin-D-Mangel leidet. Ältere Menschen haben viel mehr Grund, sich über das Risiko einer Hüftfraktur durch Vitamin-D-Mangel zu sorgen als über das Risiko von Falten oder Hautkrebs. Bedenken Sie folgende alarmierende Statistik: Allein in diesem Jahr werden bei älteren Männern und Frauen etwa 300.000 Hüftfrakturen auftreten, 20 Prozent dieser Patienten werden innerhalb eines Jahres sterben und 50 Prozent ihre Mobilität nie wieder erlangen und in ein Heim gehen müssen. Der beste Rat für diese Menschen ist: Gehen Sie hinaus in die Sonne! Es wird Ihnen gut tun.

### Menschen afrikanischer Abstammung
Die Haut von Menschen, deren Vorfahren aus Afrika und anderen Ländern in Äquatornähe stammen, hat einen gewissen Schutz gegenüber Sonnenstrahlen entwickelt. In Afrika ergibt sich kein Problem daraus, dass diese Haut Sonnenstrahlen nicht sehr wirksam in Vitamin D umwandeln kann, weil die Sonne auf diesem Kontinent unbegrenzt scheint. Leben Menschen afrikanischer Abstammung jedoch in nördlichen Brei-

tengraden, entwickelt sich bei ihnen häufig Vitamin-D-Mangel, weil ihre übermäßig schützende Haut keine ausreichende Menge der schwächer und wesentlich kürzer scheinenden Sonne in Vitamin D umwandeln kann. Studien, an denen ich mitgewirkt habe, zeigten, dass bis zu 80 % älterer Amerikaner afrikanischer Abstammung Vitamin-D-Mangel haben. Bemerkenswert ist, dass vom Center for Disease Control kürzlich berichtet wurde, dass in allen Teilen der USA 42 % der Amerikanerinnen afrikanischer Abstammung im gebärfähigen Alter (zwischen 15 und 49 Jahren) am Ende des Winters unter Vitamin-D-Mangel leiden. Durchschnittlich 40 bis 60 % amerikanischer Erwachsener afrikanischer Abstammung haben Vitamin-D-Mangel. Amerikaner afrikanischer Abstammung weisen ein erhöhtes Risiko für verschiedene Erkrankungen in Zusammenhang mit Vitamin-D-Mangel wie Brust- und Prostatakrebs auf. Bei Amerikanern afrikanischer Abstammung besteht auch eine größere Wahrscheinlichkeit für bestimmte Formen von Bluthochdruck/Hypertonie und Herzerkrankungen, die auf eine medikamentöse Behandlung schlecht ansprechen. Auch hier lautet der beste Rat: Öfter mal in die Sonne gehen.

## Sonnenexposition im rechten Licht betrachtet

Die Sonne ist für unser allgemeines körperliches und seelisches Wohlbefinden von entscheidender Bedeutung. Je nach Hauttyp, Wohnort und Jahreszeit braucht man unterschiedliche Sonnenlichtmengen, um eine angemessene Vitamin-D-Konzentration aufrecht zu erhalten. Gewisse Nachteile der übermäßigen Sonnenexposition sollen nicht verschwiegen werden. Diese werde ich in späteren Kapiteln des Buches genauer besprechen. Sie werden aber selbst erkennen, dass die Nachteile der Sonnenexposition im Vergleich zu den gesundheitlichen Vorteilen verblassen.

Wir wollen das Für und Wider des Sonnenlichts an einem Beispiel aus einem anderen Bereich illustrieren. Auch Sport ist mit Vor- und Nachteilen verbunden, weist unter dem Strich aber eine positive Bilanz auf. Jeder weiß, dass körperliche Betätigung gesund ist. Sie beugt verschiedenen chronischen Krankheiten vor, man fühlt sich besser und sieht besser aus. Wer jedoch übertreibt oder bestimmte Risikofaktoren aufweist wie Plattfüße oder eine falsche Rückhandtechnik beim Tennis, kann sich durch Überbeanspruchung Krankheiten einhandeln, wie z. B. eine Entzündung der Achillessehne oder laterale Epicondylitis (Tennisarm). Jedes Jahr sterben Menschen beim Joggen oder Gewichtheben an einem Herzinfarkt. Trotzdem würde kein Arzt, der etwas auf sich hält, den Standpunkt vertreten, dass „Sport ungesund" ist. Die meisten Ärzte werden beim Sport zu gewissen Vorsichtsmaßnahmen raten, aber keiner wird empfehlen, auf die Aktivität zu verzichten.

Dasselbe gilt für die Sonnenexposition. Sonnenlicht an sich ist nicht „ungesund", es gilt nur, einige Vorsichtsmaßnahmen zu treffen. Regelmäßige maßvolle Sonnenexposition ohne Sonnenschutzmaßnahmen ist für die Gesundheit absolut notwendig – das werden Sie beim Weiterlesen dieses Buches selbst erkennen.

**Kapitel 2**

# Hautkrebs und Sonnenlicht: Die Tatsachen

Hier erfahren Sie, warum die Aussage „Sonnenlicht verursacht Krebs" übertrieben ist und wie Sie die Sonne für Ihre Gesundheit nutzen können

Nur wenige Begriffe rufen mehr Angst in uns hervor als das Wort „Krebs". Manchen ist es schon unerträglich, das Wort auszusprechen und sie ersetzen es durch die Umschreibung „das Wort mit K". Die Angst vor Hautkrebs ist eine der Hauptursachen für die Hysterie, die bezüglich jeglicher Sonnenexposition entstanden ist. Der kosmetischen und pharmazeutischen Industrie sowie einigen Hautärzten ist es zu verdanken, dass die Menschen in den USA sich von den Medien so haben beeinflussen lassen, dass sie tatsächlich glauben, „Krebs ist tödlich, Sonnenlicht verursacht Krebs, also werde ich die Sonne meiden."

Wie bei vielen populärwissenschaftlichen Gesundheitsregeln ist auch die Beziehung zwischen Sonnenlicht und Krebs nicht so einfach, wie die meisten Menschen glauben. Über die Ursachen für Hautkrebs ist eine Reihe von Märchen im Umlauf. Bevor ich auf den Zusammenhang zwischen Sonnenexposition und Hautkrebs eingehe, möchte ich über den eigentlichen Gegenstand der Aufmerksamkeit sprechen – die Haut.

## Lernen Sie Ihre Haut kennen

Sie wissen ja, wie Kinder sind. Ein kleiner Neunmalkluger sagt zu seinem ahnungslosen Freund: „Hey, man sieht deine Epidermis!" Vielleicht erinnern Sie sich noch, wie Sie als Kind überlegten: „Wovon spricht der? Sieht man die Unterwäsche oder was ist los?" Für viele war dieser Spaß die erste Begegnung mit ihrer Haut. Irgendwann klärte sich dann (zur großen Erleichterung des Betroffenen) alles auf: Epidermis ist ein anderes Wort für Haut, genauer gesagt für die äußere Hautschicht.

Jeder kann die Haut sehen, das weist bereits auf ihren Stellenwert hin. Die Haut ist das größte Körperorgan und wiegt gut 2,5 kg. Sie bildet für den gesamten Körper eine Schutzschicht vor Sonnenlicht, Hitze und Kälte, Infektionen, Toxinen und Verletzungen. Zu den weiteren wichtigen Funktionen der Haut gehören die Regulierung der Körpertemperatur und das Speichern von Feuchtigkeit. Und die Haut hilft Ihnen natürlich auch dabei, Sonnenlicht in Vitamin D umzuwandeln.

Die Haut besteht aus zwei Schichten, der äußeren *Epidermis* und der darunter liegenden *Dermis*. Diese beiden Schichten unterscheiden sich wesentlich (siehe Abbildung 2.1).

Die Dermis enthält Blutgefäße, Lymphbahnen, Nervenfasern und Nervenendigungen, Haarfollikel und Drüsen. Aufgabe dieser Drüsen ist zum einen die Schweißpro-

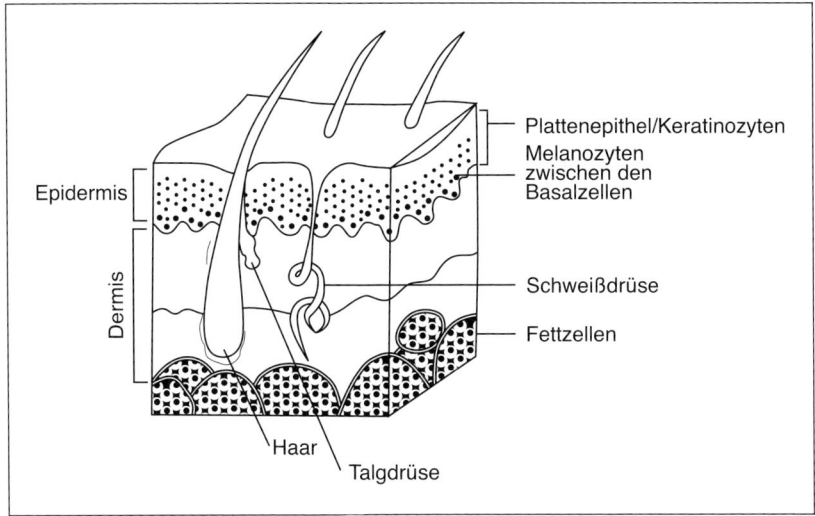

Abbildung 2.1 Querschnitt durch die Haut.

duktion, um den Körper kühl zu halten, zum anderen die Produktion von *Sebum (Talg)*, einer öligen Substanz, welche die Haut vor dem Austrocknen schützt. Schweiß und Talg gelangen durch winzige Öffnungen, die Poren, an die Hautoberfläche.

Die äußere Epidermis ist dünner als die Dermis und wird aus verhorntem *Plattenepithel* gebildet (Produkt der als Keratinozyten bekannten Zellen). Unter diesem Plattenepithel befinden sich runde Zellen, die so genannten *Basalzellen*. Basalzellen teilen sich ständig und wandern in der Epidermis nach oben, wo sie absterben und zur äußeren Hautschicht werden, die als *Stratum corneum* bezeichnet wird. Unter und zwischen den Basalzellen befinden sich *Melanozyten*.

Die Melanozyten produzieren *Melanin*, ein Pigment, das Haut und Haar seine Farbe verleiht. Der Melaningehalt entscheidet über die Hautfarbe. So enthält beispielsweise die Haut eines Afrikaners mehr Melanin als die Haut eines Norwegers. Melanin ist deshalb so wichtig, weil es die ultravioletten Sonnenstrahlen absorbiert und so die Hautzellen vor Sonnenbrand schützt. Da dunkelhäutige Menschen für ein Leben in Gegenden mit viel Sonnenschein „konstruiert" sind, produziert ihre Haut ständig Melanin, während bei hellhäutigen Menschen Melanin überwiegend nur als Reaktion auf Sonnenexposition entsteht. Das bedeutet also, sobald die Haut Melanin produziert – was außer bei sehr Hellhäutigen oder bei sommersprossigen Rothaarigen bei jedem der Fall ist – verfügt sie über einen natürlichen Sonnenschutz.

## So bräunt ... und verbrennt die Haut

Rasche Anpassung zum Schutz der Hautzellen vor Sonnenstrahlung ist – insbesondere bei Hellhäutigen – eine der wichtigsten Aufgaben der Epidermis. Der Abwehrmechanismus der Haut gegen Sonnenbrand ist die „Bräunung", ein wirklich genialer Vorgang. Die Melanozyten reagieren auf Sonnenbestrahlung durch die Produktion des Pigments Melanin, das die Haut dunkler macht. So wird die Haut geschützt, weil das Melanin UV-Strahlen absorbiert. Selbst durch kurze, aber kräftige Sonnenexposition wird in den Melanozyten die Mehrproduktion von Melanin ausgelöst.

Dunkelhäutige Menschen verfügen nicht über mehr Melanozyten, diese sind nur aktiver und ihre Haut ist daher ständig pigmentiert. Dies erklärt auch, warum Dunkelhäutige ein geringeres Risiko für alle Arten von Hautkrebs haben – ihre Hautzellen sind durch das Vorhandensein des Pigments Melanin ständig besser gegen Sonnenbrand geschützt. Melanin wirkt wie ein Sonnenschirm, es schirmt die verletzliche Zell-DNS vor UV-Schäden durch Sonnenexposition ab.

Sonnen*brand* ist etwas völlig anderes als Sonnen*bräune*. Beim Sonnenbrand rötet sich die Haut, es können Blasen entstehen und die Haut kann sich schälen. Diese Hautrötung, wissenschaftlich als *Erythem* bezeichnet, wird durch eine verstärkte Hautdurchblutung verursacht. Diese beginnt etwa vier Stunden nach der Sonnenexposition und erreicht ihren Höhepunkt acht bis vierundzwanzig Stunden später.

Zur Unterstützung der durch Sonne geschädigten Zellen wird vermehrt Blut in die Haut geschickt. Plattenepithel und Basalzellen, die sich nach einer schweren Schädigung nicht selbst reparieren können, „begehen Selbstmord". Sie reproduzieren sich also nicht in einem mutierten, Krebs auslösenden Zustand. Diese Form des Zellselbstmords ist bekannt als *Apoptosis* oder programmierter Zelltod. Schwer geschädigte Melanozyten bleiben jedoch am Leben, sie können sich mutiert reproduzieren, was zu einem späteren Zeitpunkt zur Melanombildung führen kann.

**Tatsachen und Falschmeldungen über Hautkrebs**
Über Hautkrebs kursieren viele Märchen, denn zu diesem Thema ist eine Unmenge an Fehlinformationen im Umlauf.

**Falschmeldungen**
**Sonnenexposition verursacht in jedem Fall Hautkrebs**. Man vermutet, dass die UVB-Strahlen des Sonnenlichts eine der Ursachen für das Nicht-Melanom sind – insbesondere bei chronischer übermäßiger Sonnenexposition. Die Wissenschaft kennt den genauen Zusammenhang aber noch nicht. Da der Mensch **ohne** UVB-Strahlen nicht leben kann, muss diese Aussage in Frage gestellt werden.
**Sonnenexposition ist die Hauptursache für Melanom**. Es gibt keinen wissenschaftlichen Beleg dafür, dass regelmäßige maßvolle Sonnenexposition Melanom verursacht. Die ame-

rikanische Gesundheitsbehörde FDA stellte nach einer Melanom-Konferenz 1995 fest, dass die Beziehung zwischen Melanom und Sonnenlicht unklar ist. Ein Melanom wird häufiger bei Menschen festgestellt, die **sich nicht** regelmäßig maßvoll der Sonne aussetzen, als bei Menschen, die sich regelmäßig in der Sonne aufhalten. Normalerweise treten Melanome auch an Körperstellen auf, die der Sonne nicht ausgesetzt sind. Dies lässt vermuten, dass genetische Faktoren eine weit wichtigere Rolle bei der Entwicklung eines Melanoms spielen als regelmäßige maßvolle Sonnenexposition. Es gibt auch Hinweise darauf, dass Sonnencremes, die nur vor UVB-Strahlen schützen, das Verhältnis an UVB/UVA-Strahlen, die in die Haut eindringen, verschieben und dadurch zur Entwicklung eines Melanoms beitragen.

**Wir befinden uns mitten in einer Hautkrebs-„Epidemie".** Es ist falsch, die zunehmende Inzidenz von Hautkrebs als Epidemie zu bezeichnen. Seit Anfang des 20. Jahrhunderts haben Hautkrebserkrankungen beständig zugenommen.

**Die Hautkrebsraten gehen nur deshalb in die Höhe, weil immer mehr Leute sonnenbaden.** Die Hautkrebsraten sind seit Anfang des 20. Jahrhunderts ständig gestiegen, erst seit den 1960er Jahren jedoch gilt gebräunte Haut als wünschenswert. Der moderne Mensch verbringt tatsächlich **weniger** Zeit im Freien als unsere Vorfahren, die vor der industriellen Revolution zumeist in der Landwirtschaft tätig waren. Die ganzjährige Arbeit im Freien half früheren Generationen wahrscheinlich, in Form gebräunter Haut einen Schutz vor Sonnenbrand aufzubauen. In der jüngeren Vergangenheit – insbesondere in den 1970er und 1980er Jahren, als ein starker Sonnenbrand als Grundvoraussetzung für die folgende Sommerbräune galt – bekamen die Leute eher einen Sonnenbrand, der als eine der Hauptursachen für Melanome gilt. Zusätzlich hat wahrscheinlich auch der Gebrauch von Sonnencremes, die nur vor UVB-Strahlen schützten, zum Anstieg von Melanomen beigetragen, weil sie eine massive UVA-Exposition förderten.

**Es gibt keine ungefährliche Hautbräunung.** Gebräunte Haut schützt vor Sonnenbrand, der als eine der Hauptursachen für Melanome gilt. Zudem ist es gefährlicher, die Sonne völlig zu meiden, als sich ihr regelmäßig und maßvoll auszusetzen. Wenn Sie Sonnenbrand vermeiden, werden die Vorteile der Sonnenexposition die möglichen Gefahren bei weitem überwiegen. Unabhängige wissenschaftliche Forschungsergebnisse haben gezeigt: Wer in einem sonnigen Klima lebt, aber auch wer in einem weniger sonnigen Klima lebt, sich jedoch regelmäßig der Sonne aussetzt, hat wegen der durch UVB-Strahlen erhöhten Vitamin-D-Produktion ein geringeres Risiko für zahlreiche invalidisierende und tödlich verlaufende Krankheiten.

**Bräunen ist für die Haut so schlimm wie Rauchen.** Falsch. Bräunen ist etwas Natürliches. So schützt sich der Körper auf natürliche Weise vor Sonnenbrand. Rauchen hingegen ist eine unnatürliche Angewohnheit, auf die der Körper mit Krankheit reagiert.

### Tatsachen

**Sonnenexposition kann tatsächlich Krebs vorbeugen.** Zahlreiche veröffentlichte Studien zeigen, dass regelmäßige und maßvolle Sonnenexposition mehreren Krebsarten vorzubeugen hilft. In höheren Breitengraden mit geringerer Sonnenscheindauer im Jahresverlauf liegen die Krebsraten höher als in sonnigeren Klimazonen. Männer wie auch Frauen, die in

höheren Breitengraden leben, sich aber bewusst um längere Sonnenexposition bemühen, senken ebenfalls ihr Risiko für diese verbreiteten tödlichen Krebserkrankungen.
**Beim Krebs überwiegen die Vorteile der Sonnenexposition deren Risiken.**
Die Sterblichkeitsrate bei Nicht-Melanomen ist extrem niedrig. In den USA fordern sie pro Jahr etwa 1.200 Menschenleben. Darm-, Prostata- und Brustkrebs – denen zusammengerechnet etwa 175.000 Menschenleben zum Opfer fallen – kann in einigen Fällen durch regelmäßige maßvolle Sonnenexposition vorgebeugt werden. Bei Menschen, die sich regelmäßig maßvoll der Sonne aussetzen, ist die Wahrscheinlichkeit für ein malignes Melanom geringer als bei Menschen, die die Sonne meiden.
Es ist wissenschaftlich erwiesen: Wer sich regelmäßig maßvoll der Sonne aussetzt, läuft weniger Gefahr, ein malignes Melanom zu entwickeln. Neue Forschungsergebnisse zeigen in Europa und Nordamerika eine höhere Prävalenz von Melanomen als in Äquatornähe, was erneut vermuten lässt, dass regelmäßige Sonnenexposition Melanomen vorbeugen kann. Und zu guter Letzt: Maßvolle Sonnenexposition erhöht das Melanomrisiko nicht.

## Was ist Hautkrebs?

Wenn unser Körper normal funktioniert, so wachsen die Zellen, aus denen später die verschiedenen Gewebe von Prostata, Brust und Darm gebildet werden, sie teilen und erneuern sich geordnet. Gelegentlich teilen sich Zellen zu schnell und vermehren sich unkontrolliert, so kann Krebs entstehen. Erfolgt dieser Vorgang in den Hautzellen, kann sich Hautkrebs entwickeln.

Es gibt mehrere Arten von Hautkrebs, alle passen jedoch in die beiden großen Kategorien: Nicht-Melanome und Melanome.

### Nicht-Melanom-Hautkrebs

Die bei weitem verbreitetsten Formen von Nicht-Melanomen sind das *Basalzellkarzinom (Basaliom)* und das *Plattenepithelkarzinom* („Karzinom" ist der medizinische Begriff für Krebs).

**Basalzellkarzinom**
Das Basalzellkarzinom (Basaliom) geht von den Basalzellen in der Epidermis aus, es ist die häufigste Form der Nicht-Melanome. Basaliome treten üblicherweise an Hautbereichen auf, die am meisten der Sonne ausgesetzt sind und an denen am häufigsten ein Sonnenbrand auftritt wie Nase, Gesicht, obere Ohrpartie und Handrücken. Das Basaliom zeigt sich häufig als kleine Erhebung mit glattem, „perlmuttartigem" Aussehen. Gelegentlich ähnelt ein Basaliom auch einer Narbe und fühlt sich bei Druck

fest an. Ein Basaliom kann wachsen und in das umgebende Gewebe eindringen, die Zellen streuen aber nur selten in andere Körperregionen.

**Plattenepithelkarzinom**
Das Plattenephithelkarzinom tritt ebenfalls in Bereichen der Epidermis auf, die meist extrem hohen Sonnenmengen ausgesetzt sind. Häufig zeigt sich das Plattenepithelkarzinom als feste rote Erhebung. Manchmal fühlt sich der Tumor trocken, juckend und schuppig an, er kann bluten oder verkrusten. Das Plattenepithelkarzinom streut nur selten in benachbarte Lymphknoten (Lymphknoten produzieren und speichern Immunzellen, die Infektionen bekämpfen). Das Plattenepithelkarzinom kann auch auf Hautpartien auftreten, die einen Sonnenbrand erlitten haben, chemischen Substanzen ausgesetzt waren oder wegen Schuppenflechte bestrahlt oder mit PUVA behandelt wurden (siehe Kapitel 4).

> **Was versteht man unter aktinischer Keratose?**
> Vielleicht haben Sie schon einmal von aktinischer Keratose gehört. 2002 wurde Präsident George W. Bush wegen einer aktinischen Keratose im Gesicht behandelt. Bei dieser Hautkrankheit handelt es sich nicht um Krebs, bei einigen Patienten kann sie aber in ein Basaliom oder Plattenepithelkarzinom entarten. Aktinische Keratose zeigt sich durch raue, weiße, rote oder braune schuppige Hautflecken, normalerweise auf Hautpartien, die der Sonne ausgesetzt waren. Zur Behandlung der aktinischen Keratose ist die Entfernung der befallenen Hautzellen erforderlich. Anschließend bildet sich aus tiefer gelegenen gesunden Basalzellen, die der Sonnenschädigung entgangen sind, neue Haut. Bei rechtzeitiger Diagnose kann die aktinische Keratose normalerweise erfolgreich behandelt werden.

## Melanom

Völlig anders ist es beim Melanom. Zwar tritt es selten auf, die Mortalität ist aber sehr viel höher als beim Nicht-Melanom. Melanome stellen zwar nur 10 % aller Hautkrebsarten, sind jedoch für 85 % der Todesfälle durch Krebs verantwortlich, jährlich sterben daran etwa 7.000 Amerikaner.

Melanome treten in den tiefer gelegenen, Pigment produzierenden Zellen zwischen Dermis und Epidermis auf, in den Melanozyten. Wenn Melanozyten kanzerös oder *maligne* (bösartig) werden, wachsen sie unkontrolliert und dringen aggressiv in die umliegenden gesunden Gewebe ein. Das Melanom kann auf die Haut begrenzt bleiben, häufiger jedoch streut oder *metastasiert* es über das Blut oder das Lymphsystem in Knochen und Organe, so auch ins Gehirn, in die Lunge und die Leber.

Ein Melanom kann sich gelegentlich aus einem bestehenden Muttermal oder einem anderen Hautfehler wie einer Nävusdysplasie entwickeln, häufig entsteht es aber auf ansonsten unauffälliger Haut. Beim Mann entwickeln sich Melanome meist am oberen Rücken, bei Frauen normalerweise auf den Beinen. Melanome können aber an jeder Körperstelle auftreten. Melanome findet man vorwiegend bei hellhäutigen Menschen und Menschen mit vielen Muttermalen, betroffen sind aber Menschen jeder Rasse.

Das Melanom zeigt sich üblicherweise in Form eines flachen, braunen oder schwarzen Muttermals mit unregelmäßigem und unebenem Rand. Der Hautfehler ist normalerweise asymmetrisch. Melanome haben häufig einen Durchmesser von mindestens 6 Millimeter. Jede Veränderung der Form, Größe oder Farbe eines Muttermals kann auf ein Melanom hindeuten. Ein Melanom kann zerklüftet oder rundlich sein, seine Farbe verändern, verkrusten, nässen oder bluten.

## Krebsrisiko je nach Hauttyp

Das Pigment Melanin schützt die Hautzellen vor den schädlichen Wirkungen der Sonne, daher ist die Hautkrebsrate bei bestimmten Menschen höher als bei anderen. Hellhäutige (weniger pigmentiert/weniger gut geschützt) weisen eine höhere Hautkrebsrate auf als Dunkelhäutige (stärker pigmentiert/besser geschützt).

**Welcher Hauttyp sind Sie?**
Wenn Sie nicht wissen, welchen Hauttyp und folglich welches relative Hautkrebsrisiko Sie haben, können Sie sich in der nachfolgenden Tabelle informieren.
- Ich bekomme immer Sonnenbrand, meine Haut bräunt nie, ich bin sehr hellhäutig, habe rotes oder blondes Haar und Sommersprossen (der so genannte keltische Typ, Albinos, sowie einige Rothaarige). **Hauttyp 1**
- Ich bekomme leicht Sonnenbrand, meine Haut bräunt nur schwer und
- Ich bin hellhäutig (der hellhäutige Mitteleuropäer) **Hauttyp 2**
- Ich bekomme gelegentlich Sonnenbrand, meine Haut bräunt langsam (Menschen aus dem Mittelmeerraum und dem Mittleren Osten) **Hauttyp 3**
- Ich bekomme selten Sonnenbrand und werde immer braun (Menschen aus Ostasien, einige Inder und Pakistani) **Hauttyp 4**
- Ich bekomme sehr selten Sonnenbrand, werde immer braun und habe eine mittlere bis dunkle Haut (Menschen afrikanischer Herkunft, Südostasiaten und einige Inder und Pakistani) **Hauttyp 5**
- Ich bekomme nie Sonnenbrand, meine Haut bräunt stark (Menschen mit „blau-schwarzer" Haut, afrikanischer Herkunft und dunkelhäutige Asiaten wie die Tamilen). **Hauttyp 6**

Wissenschaftler haben die Haut in sechs verschiedene Typen unterteilt, je nachdem, wie viel Melanin sie enthält. Auf dieser Seite können Sie nachlesen, welcher Hauttyp

Sie sind. Menschen mit Hauttyp 1 haben das höchste Risiko für Hautkrebs, Menschen mit Hauttyp 6 das niedrigste Risiko. Wenn Sie Hauttyp 1 oder 2 haben und als Kind, Jugendlicher oder Erwachsener starker Sonnenbestrahlung ausgesetzt waren – hierzu zählen auch mehrere starke Sonnenbrände – gehören Sie in die Gruppe mit dem höchsten Hautkrebsrisiko und sollten sich testen lassen.

Es gibt Menschen, deren Haut nie bräunt, das sind hauptsächlich sehr Hellhäutige oder Rothaarige mit Sommersprossen. Ihr Hauttyp gehört in die Gruppe 1. Menschen mit dem Hauttyp 1 bräunen nicht, weil die Melanozyten in ihrer Haut das schützende Pigment Melanin nicht produzieren können. Ihre Haut ist also nicht vor der Sonnenstrahlung geschützt und sie haben ein hohes Risiko für Sonnenschäden einschließlich Sonnenbrand. Daher ist bei ihnen das Hautkrebsrisiko am höchsten.

## Wodurch wird Hautkrebs verursacht?

Über die Ursachen für Hautkrebs herrscht einige Verwirrung. Die beiden Hauptformen von Hautkrebs – Nicht-Melanom und Melanom – haben unterschiedliche Ursachen. Vielfach werden diese beiden Formen von Hautkrebs in Informationsmaterialien vermischt, so dass irrtümlich der Eindruck entsteht, sie hätten die gleiche Ursache – Sonnenexposition. Da ein gewisses Maß an Sonnenschein für die Gesundheit, ja sogar für das Überleben des Menschen aber tatsächlich vitale Bedeutung hat, müssen diese Unklarheiten beseitigt werden.

### Ursachen für Nicht-Melanom

Es wird angenommen, dass Nicht-Melanom-Hautkrebs durch langfristige Sonnenexposition verursacht wird. Wiederholt sich die lange Sonnenexpositon über viele Jahre, kann dies zu einer Schädigung der Hautzellen führen, die möglicherweise beginnen, sich unkontrolliert zu vermehren. Langjährige Sonnenexposition kann auch das Immunsystem der Haut in der Form desensibilisieren, dass es kanzeröse Hautzellen nicht mehr erkennt und bekämpft. Schließlich haben sich die Forscher das p53-Gen genauer angeschaut, ein „Qualitätskontroll"-System, dessen Aufgabe es ist, eine beschädigte Zelle zu fixieren oder sie zu veranlassen, sich selbst abzustoßen (Apoptosis). Es gibt zunehmende Belege für eine mögliche Schädigung des Gensystems p53 durch wiederholte exzessive Sonnenexposition. Jeder Mensch besitzt zwei p53-Gene, von jedem Elternteil eines. Wurde ein p53-Gen beschädigt, erkrankt die Hautzelle, vermehrt sich abnormal und bildet eine präkanzeröse schuppige Läsion, die unter der Bezeichnung aktinische Keratose bekannt ist (siehe Seite 52). Sind beide p53-Gene geschädigt und in ihrer Funktion gestört, kann die Hautzelle beginnen, sich unkontrolliert zu reproduzieren, was ein Nicht-Melanom verursachen kann. Das p53-Gen ist so wichtig, dass es von den Herausgebern der Zeitschrift

*Science* zum „Molekül des Jahres" erklärt wurde. Es ist das einzige Gen, das es je auf die Titelseite von *Newsweek* schaffte!

**Was ist XP?**
Xeroderma pigmentosum (XP) ist eine äußerst seltene Hauterkrankung. Patienten mit dieser Krankheit sind höchst empfindlich gegenüber dem Sonnenlicht. Ursache für XP ist eine Überempfindlichkeit der Hautzellen gegenüber UV-Strahlung auf Grund eines Defekts im DNS-Reparatursystem. Menschen mit XP leiden unter vorzeitiger Hautalterung und multiplem Hautkrebs. Die Krankheit wird normalerweise in der frühen Kindheit diagnostiziert, wenn das XP-Kind schwerwiegende Hautprobleme zeigt wie Hautrötung, Hautschuppung und Sommersprossen. Normalerweise tritt bereits in früher Kindheit Hautkrebs auf, ebenso auch chronische Augenprobleme. Die Krankheit ist nicht heilbar, man kann lediglich jede Sonnenexposition vermeiden.

Die Wahrscheinlichkeit, ein Nicht-Melanom zu entwickeln ist größer, wenn man bereits als Kind, Jugendlicher oder junger Erwachsener der Sonne ausgesetzt war. In diesen frühen Lebensjahren ist die Haut durch Sonne besonders verwundbar. Je früher zudem die Schädigung der Hautzellen eintritt, desto länger haben sie die Möglichkeit, zu mutieren und sich in dieser mutierten Form zu reproduzieren.

Bedenken Sie aber, dass nicht jeder, der seit frühester Jugend intensiver Sonnenbestrahlung ausgesetzt war, ein Nicht-Melanom entwickeln muss. Manche Menschen sind genetisch für diese Krankheit prädisponiert. Daher erkranken manche Menschen an einem Nicht-Melanom, andere mit demselben Hauttyp und weitgehend gleicher Sonnenexposition jedoch nicht. Zudem wird angenommen, dass fettreiche Ernährung für verschiedene Krebsarten wie beispielsweise Nicht-Melanom-Hautkrebs prädisponiert.

**Hautkrebs und seine Mechanismen: Nicht-Melanom versus Melanom**
Der Nicht-Melanom-Hautkrebs (selten tödlich verlaufend, bei frühzeitiger Diagnose gut zu behandeln) wird wahrscheinlich durch langfristige Sonnenexposition ab der frühen Jugend verursacht, wobei Plattenepithel und Basalzellen der Haut und das p53-Gen geschädigt werden, das die Zellen daran hindern soll, sich in mutierter Form zu reproduzieren und damit ein Krebswachstum auszulösen.
Melanom-Hautkrebs (häufig tödlich verlaufend, bei frühzeitiger Diagnose häufig behandelbar) wird wahrscheinlich verursacht durch (1) mehrfachen Sonnenbrand seit früher Kindheit, der die Melanozyten schädigt; (2) vielfache Sonnenexposition, bei der ein Sonnenschutzmittel aufgetragen wurde, das nur vor UVB-Strahlen schützt, was zu einer extrem starken UVA-Strahlenexposition führt und (3) durch genetische Veranlagung, insbesondere bei Menschen mit vielen Muttermalen (Nävi).

Ursachen des Melanoms

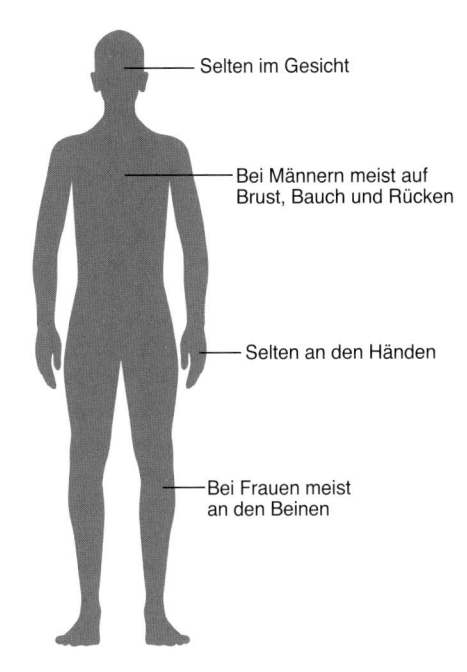

Abbildung 2.2 Wo treten Melanome auf? Da Melanome häufig auf Körperbereichen auftreten, die der Sonne weniger stark ausgesetzt sind als andere Körperbereiche, scheint Sonnenexposition nur einer der Risikofaktoren für diese Krankheit zu sein. Wäre Sonnenexposition die Hauptursache für Melanome, würde man diese überwiegend auf Händen, Gesicht, Ohren, Nase usw. finden.

- Selten im Gesicht
- Bei Männern meist auf Brust, Bauch und Rücken
- Selten an den Händen
- Bei Frauen meist an den Beinen

## Ursachen des Melanoms

Für ein Melanom gibt es zahlreiche Risikofaktoren. Sonnenbestrahlung ist nur einer davon. Dies erklärt, warum Melanome auch bei Menschen auftreten, die sich nicht sonnen und warum Melanome häufig an Körperstellen gesehen werden, die der Sonne gar nicht ausgesetzt sind (siehe Abbildung 2.2). Nachfolgend einige Risikofaktoren, die mit der Sonnenbestrahlung nichts zu tun haben:

- **Vererbung.** Hatten zwei oder mehr Familienmitglieder ein Melanom, ist die Wahrscheinlichkeit größer, ebenfalls daran zu erkranken.
- **Dysplastische Nävi.** Bei diesen Muttermalen besteht eine größere Wahrscheinlichkeit als bei normalen Muttermalen, zu einem Melanom zu entarten (siehe Seite 38).
- **Viele normale Muttermale.** Wenn Sie mehr als fünfzig Muttermale haben, erhöht dies das Risiko für die Entwicklung eines Melanoms, weil die Entwicklung eines Melanoms normalerweise in den Melanozyten eines normalen Muttermals beginnt.
- **Geschwächtes Immunsystem.** Menschen, deren Immunsystem durch eine andere Krebsform, bestimmte Medikamente wie Cyclosporin, das nach Organtransplantationen verschrieben wird oder durch AIDS geschwächt ist, haben ein erhöhtes Melanomrisiko.

- **Früheres Melanom.** Menschen, die bereits ein Melanom hatten, weisen ein hohes Risiko für ein erneutes Melanom auf.
- **Defektes DNS-Reparationssystem bei XP.** Patienten mit XP (siehe Seite 36) neigen zu einem defekten DNS-Reparationssystem und weisen ein höheres Melanomrisiko auf.

Damit wären wir bei der Beziehung zwischen Sonnenexposition und Melanom. Normale Sonnenexposition, bei der sich die Haut bräunt, scheint für Melanome nicht verantwortlich zu sein. Zahlreiche bahnbrechende Studien von Dr. Cedric Garland und Dr. Frank Garland zeigen, dass Menschen, die im Freien arbeiten, eine geringere Inzidenz von Melanomen aufweisen als Menschen, die im Haus arbeiten. In einer dieser Studien zeigten die Brüder Garland und ihre Kollegen, dass Angehörige der Navy, die auf Flugzeugträgern *über Deck* arbeiteten, ein geringeres Melanomrisiko hatten als die, die *unter Deck* arbeiteten. Obgleich die USA mehrere Jahrhunderte lang eine landwirtschaftlich orientierte Nation waren, deren Bürger viel Zeit im Freien verbrachten, traten Melanome so selten auf, dass bis in die 1950er Jahre keine eigenen Statistiken über diese Krankheit geführt wurden.

Was geschah dann? Wie kommt es, dass die Melanomraten plötzlich rasch zunahmen und über dreißig Jahre lang jährlich um 2 % gestiegen sind?

Die Antwort ist überraschend: Es könnte daran liegen, dass die Menschen während der Arbeitszeit *weniger* der Sonne ausgesetzt sind. Ein Risikofaktor für Melanom ist Sonnenbrand. Da die Menschen heutzutage weniger im Freien arbeiten – das gilt für junge wie alte Menschen gleichermaßen – und daher nicht mehr so regelmäßig der Sonne ausgesetzt sind wie frühere Generationen, ist ihr Risiko für Sonnenbrand statt Sonnenbräune erhöht, wenn sie sich *doch* einmal im Freien aufhalten.

### Muttermale und dysplastische Nävi

Manchmal verbindet sich eine Vielzahl von Melanozyten mit dem umliegenden Gewebe und wächst zu einem nicht-kanzerösen Muttermal zusammen (der Mediziner nennt ein Muttermal **Nävus**, Plural **Nävi**). Die meisten von uns haben zwischen zehn und 40 Muttermale. Diese können fleischfarben, rosa, bräunlich oder braun sein. Muttermale sind flach oder erhaben. Normalerweise ist ihre Form symmetrisch, rund oder oval und sie haben einen Durchmesser von weniger als 0,5 cm (Durchmesser eines normalen Bleistifts). Muttermale können von Geburt an vorhanden sein oder im Lauf des Lebens erscheinen – normalerweise vor dem 40. Lebensjahr. Im Allgemeinen verändern sich Muttermale sehr wenig, sie werden mit zunehmendem Alter aber tendenziell blasser. Operativ entfernte Muttermale bilden sich normalerweise nicht wieder neu.

Es gibt Muttermale, die völlig anders aussehen als die Übrigen. Diese so genannten **dysplastischen Nävi** sind im Allgemeinen größer als übliche Muttermale und ihre Ränder sind unregelmäßig und verschwommen. Ihre häufig gesprenkelte Farbe reicht von Pink bis Dunkelbraun.

Normalerweise sind dysplastische Nävi flach, einige Bereiche können sich aber auch über die Hautoberfläche erheben.
Menschen mit vielen Muttermalen (über 50) oder dysplastischen Nävi haben ein erhöhtes Risiko für die Entwicklung eines Melanoms.

Noch erstaunlicher werden Sie vielleicht eine weitere Erklärung für den Anstieg von Melanomen finden: Die in den 1950er Jahren beginnende Nutzung von Sonnencremes.

Bevor Sie nun Ihre Sonnencreme in den Mülleimer befördern, möchte ich darauf hinweisen, dass für diesen Anstieg der Melanome wahrscheinlich Sonnencremes verantwortlich waren, die nur vor UVB-Strahlen schützten. Seit den 1940er Jahren bis in die späten 1990er Jahre gab es nur Sonnencremes, die ausschließlich vor UVB-Strahlen schützten. In den letzten Jahren wurde dieser Typ Sonnencreme zugunsten von Sonnencremes aufgegeben, die vor UVB- *und* UVA-Strahlen schützen.

Der ursprüngliche Zweck der Entwicklung von Sonnenschutzmitteln war der Schutz vor Sonnenbrand bei längerem Aufenthalt in der Sonne zum Bräunen oder Erholen. Diese frühen Sonnencremes schützten zwar vor den UVB-Strahlen, nicht jedoch vor UVA-Strahlen. Damals hielt man UVA-Strahlen nicht für schädlich, da sie keine offenkundigen Symptome von Sonnenbrand verursachten. Die Zunahme der Melanome könnte teilweise auf der Tatsache beruhen, dass Sonnencremes, die nur vor UVB-Strahlen schützen, den Menschen einen längeren Aufenthalt in der Sonne und dadurch eine massive UVA-Dosis bescherten, die tief in Epidermis und Dermis eindringt und die Melanozyten schädigt.

Inzwischen ist bekannt, dass UVA teilweise für Melanome verantwortlich ist und die kosmetisch-pharmazeutische Industrie hat Sonnencremes eingeführt, die sowohl vor UVA- *als auch* UVB-Strahlen schützen – so genannte Breitbandspektrum-Sonnencremes. Um Sonnenbrand zu vermeiden, sollten Sie immer einen Breitbandspektrum-Sonnenschutz wählen.

Unter Berücksichtigung aller Fakten ist es wichtig, daran zu erinnern, dass Melanome normalerweise auf Körperstellen auftreten, die der Sonne nicht ausgesetzt sind und bei Menschen festgestellt werden, die sich nicht lange in der Sonne aufhalten. Beide Faktoren zeigen, dass Sonnenexposition für diese ernste Erkrankung kein Risikofaktor zu sein scheint.

## So erkennt man Hautkrebs

Fast alle Formen von Hautkrebs lassen sich leicht und mit gutem Erfolg behandeln, wenn sie *frühzeitig erkannt werden*. Sogar die seltene, aber möglicherweise tödlich verlaufende Form von Hautkrebs, das Melanom, kann erfolgreich behandelt und sogar geheilt werden, wenn es im frühesten Stadium entdeckt wird.

Der Schlüssel für die frühzeitige Entdeckung und Behandlung von Hautkrebs liegt weitgehend in Ihrer Hand. Panik oder Überreaktionen müssen nicht sein, Sie sollten nur aufmerksam sein und wissen, worauf zu achten ist.

So wie Frauen eine regelmäßige Selbstkontrolle der Brust empfohlen wird, sollte jede Frau und jeder Mann regelmäßig die Haut auf mögliche erste Anzeichen von Hautkrebs untersuchen. Die Häufigkeit dieser Selbstkontrolle hängt von Ihrem persönlichen Risikofaktor ab. Wenn Sie selbst oder ein naher Verwandter Hautkrebs hatten oder ein anderer Risikofaktor auf Sie zutrifft – Sie beispielsweise Hauttyp 1 oder 2 haben und als Kind stark der Sonne ausgesetzt waren – untersuchen Sie Ihre Haut am besten einmal pro Monat. Ansonsten ist eine Untersuchung alle sechs Monate wahrscheinlich ausreichend. Eine tägliche Überprüfung ist kontraproduktiv, weil Sie dabei winzige Änderungen übersehen könnten, die ein Hinweis auf Hautkrebs sein könnten.

Auf Seite 41 finden Sie spezielle Anleitungen für die Selbstkontrolle der Haut.

## Darauf ist zu achten

Ein Warnzeichen für Hautkrebs ist jede Veränderung des Hautbildes, wenn Sie beispielsweise eine Hautwucherung entdecken oder eine Wunde, die nicht heilen will. Achten Sie auf folgende Warnhinweise für ein mögliches Nicht-Melanom:

- Eine kleine, glatte, glänzende und „wachsartig" aussehende Erhebung
- Eine feste rote Erhebung
- Eine Erhebung, die blutet oder deren Oberfläche verkrustet
- Ein flacher, roter Bereich, der rau, trocken, juckend oder schuppig ist
- Eine narbenähnliche Wucherung, die allmählich größer wird

**Warnzeichen für ein Melanom**
Eine einfache Möglichkeit, sich die Warnzeichen für ein Melanom zu merken, ist die folgende ABCD-Checkliste:
A – Asymmetrisch: Eine Hälfte sieht anders aus als die andere Hälfte
B – Begrenzung unregelmäßig: gezackter oder unscharfer Rand
C – Changierende Farbe zwischen den verschiedenen Bereichen: bräunliche und braune Schatten, schwarz, manchmal weiß, rot oder blau
D – Durchmesser: größer als der Durchmesser eines Bleistifts (6 mm)

Wenn Sie eine dieser Veränderungen an Ihrer Haut feststellen, lassen Sie sich sofort bei Ihrem Arzt einen Termin geben, um die Ursache abklären zu lassen.

Und welche Symptome deuten auf ein Melanom hin? Diese sehr seltene aber gefährliche Form von Hautkrebs beginnt im Allgemeinen als unregelmäßig geformter, flacher Hautfehler, dessen Farbe hellbraun bis schwarz gesprenkelt ist. Melanome haben normalerweise einen Durchmesser von mindestens 6 mm. Die Stelle kann verkrusten und an der Oberfläche bluten. Melanome zeigen sich normalerweise am oberen Rücken, Rumpf, Gesäß, an der Rückseite der Beine, den Unterschenkeln, dem Kopf oder Nacken. Lassen Sie vom Arzt jedes Muttermal untersuchen, dessen Größe, Form oder Farbe sich verändert, jedes neue Muttermal oder jedes Muttermal, das merkwürdig oder unschön aussieht oder zu wachsen beginnt.

Bedenken Sie, dass Schmerzen kein Indikator für Hautkrebs sind. Solange der Hautkrebs nicht ziemlich weit fortgeschritten ist, spüren Sie ihn nicht. Diese Tatsache sollte Sie darin bestärken, bei einem begründeten Verdacht sofort einen Arzt aufzusuchen.

## Hilfestellung zur Selbstkontrolle auf Hautkrebs

Ein guter Zeitpunkt für eine Selbstkontrolle der Haut ist nach dem Duschen oder Baden. Untersuchen Sie sich in einem gut beleuchteten Raum vor einem großen Wandspiegel und mit einem Handspiegel. Machen Sie sich für den Anfang damit vertraut, wo Ihre Muttermale, Leberflecken und Hautfehler sind und wie sie aussehen. Kontrollieren Sie jede Änderung der Größe, Beschaffenheit oder Farbe eines Leberflecks oder einer Verletzung, die nicht heilen will.

Einige weitere Tipps:

- Untersuchen Sie sich überall, auch den Rücken, Nabel, zwischen den Gesäßbacken und die Genitalien (Sie wissen ja, Melanome treten häufig an Körperstellen auf, die der Sonne nicht ausgesetzt sind).
- Betrachten Sie Vorder- und Rückseite Ihres Körpers im Spiegel, heben Sie dann die Arme und schauen Sie sich von beiden Seiten an.
- Beugen Sie die Ellbogen und betrachten Sie sorgfältig die Handflächen, Ober- und Unterseite der Hände und Unterarme sowie die Oberarme.
- Schauen Sie sich Vorder- und Rückseite Ihrer Beine an.
- Setzen Sie sich und inspizieren Sie die Füße, auch zwischen den Zehen.
- Untersuchen Sie Gesicht, Nacken und Kopfhaut. Benutzen Sie gegebenenfalls einen Kamm oder Fön, um die Kopfhaut besser sehen zu können.

## Was ist zu tun, wenn Sie etwas finden?

Wenn Sie Ihre Haut regelmäßig untersuchen, werden Sie bald wissen, was für Ihren Körper normal ist. Sollten Sie bei der Untersuchung irgendetwas Verdächtiges feststellen (siehe Seite 40), lassen Sie sich sofort einen Termin bei Ihrem Arzt geben. Bedenken Sie: Je früher Hautkrebs erkannt wird, desto unkomplizierter ist die Behandlung und desto besser sind die Erfolgsaussichten.

Erscheint dem Arzt eine Wucherung verdächtig, wird er eine „Biopsie" anordnen. Bei diesem einfachen, ambulant durchgeführten Verfahren erhält der Patient eine örtliche Betäubung, das verdächtige Gewebe wird teilweise oder ganz entfernt und unter dem Mikroskop untersucht.

Folgt die Diagnose „Hautkrebs", gibt es verschiedene Behandlungsoptionen. Ziel des Arztes wird sein, unter Zurücklassung einer möglichst kleinen Narbe die Krebsgeschwulst vollständig zu zerstören oder zu entfernen. Als chirurgische Verfahren eignen sich die Kryochirurgie (Zerstörung durch Einfrieren mit flüssigem Stickstoff), Laserchirurgie (hierbei wird mit einem Laserstrahl die Wucherung weggeschnitten oder verdampft) sowie Kürettage und elektrische Verödung (mit einer löffelähnlichen Klinge wird die Wucherung ausgekratzt, anschließend das umliegende Gewebe mit einer elektrischen Nadel verödet). Gelegentlich können auch andere Behandlungen wie Bestrahlung oder Chemotherapie alleine oder in Kombination verwendet werden.

Die genaue Behandlung und Nachkontrolle sowohl des Nicht-Melanoms als auch des Melanoms hängt von verschiedenen Faktoren ab wie der Lokalisierung und Größe des Krebses, dem Vernarbungsrisiko sowie dem Alter, Gesundheitszustand und der Vorgeschichte des Patienten. Es ist zu kompliziert, dies im Rahmen des vorliegenden Buches umfassend darzulegen. Eine ausgezeichnete Informationsquelle für die Behandlung von Hautkrebs ist in den USA das National Cancer Institute. Die Website ist unter www.cancer.gov/CancerInformation/CancerType/skin zugänglich.

Auch hier ist es wieder außerordentlich wichtig zu wissen: Je früher der Hautkrebs erkannt wird, desto unkomplizierter und erfolgreicher wird die Behandlung sein.

## Hautkrebs vorbeugen

Ein Merkmal von Hautkrebs: Im Gegensatz zu allen anderen Krebsarten kann man ihn *sehen*. Wäre jeder wachsam darauf bedacht, den Hautkrebs durch Selbstkontrollen in einem frühen Stadium zu entdecken, würde die Mortalitätsrate dieser Krankheit – insbesondere der Nicht-Melanome – praktisch auf Null zurückgehen.

Wir wissen, wie wir Hautkrebs im Frühstadium in den Griff bekommen können, hier liegt der Schlüssel, wie man ihm seinen Schrecken nehmen kann. Was können wir aber tun, damit Hautkrebs gar nicht erst entsteht?

### Nicht-Melanomen vorbeugen

Bedauernswerterweise erfolgen fast alle Schädigungen durch die Sonne in der Kindheit und im frühen Erwachsenenalter. Bei den über 30-Jährigen hat die Sonnenschädigung, die möglicherweise zum individuellen Risiko für Nicht-Melanom und Melanom beigetragen hat, zum größten Teil bereits stattgefunden. Aber Sie können Ihr Hautkrebsrisiko noch immer bis zu einem gewissen Grad reduzieren, indem Sie mit Ihrer zukünftigen Sonnenexposition vernünftig umgehen. Auch wenn Sonnenexposition und Sonnenbrand in der Kindheit nicht bedeuten, dass Sie notwendigerweise an Hautkrebs erkranken werden, ist die Gefahr doch größer. Deshalb sollten Sie sich ab dem 30. Lebensjahr auf die frühzeitige Entdeckung konzentrieren. Wichtig ist auch, jüngere Familienmitglieder über die Risiken von Hautschäden durch lange Sonnenexposition und wiederholten Sonnenbrand aufzuklären. Erklären Sie ihnen, wie man sich die Vorteile der Sonnenexposition gefahrlos sichern kann (siehe Kapitel 7).

Die über 70-Jährigen brauchen die Sonne aus Angst vor Hautkrebs nicht mehr zu meiden. Bei Menschen dieses Alters, die viel Zeit in der Sonne verbracht haben, hat die Hautschädigung mit großer Wahrscheinlichkeit bereits stattgefunden. Abgesehen von der Wachsamkeit hinsichtlich der Entdeckung von Hautkrebs, sollten sich ältere Menschen vielmehr fragen, ob sie *genug* Sonnenlicht abbekommen, um gesunde Vitamin-D-Konzentrationen zu erreichen und aufrecht zu erhalten (siehe Kapitel 1). Bei älteren Menschen ist die Wahrscheinlichkeit, an einer Hüftfraktur wegen Osteoporose in Zusammenhang mit Vitamin-D-Mangel zu sterben, sehr viel größer als Tod durch Hautkrebs.

Wenn Sie noch *jünger* als 30 Jahre sind und bereits eine gehörige Portion ungeschützter Sonnenexposition abbekommen haben, sollten Sie dafür sorgen, sich nur noch so viel UV-Strahlen auszusetzen, wie Sie für Ihre Gesundheit benötigen (Kapitel 7 liefert spezielle Richtlinien darüber, wie viel ungeschützte Sonnenexposition Sie brauchen). Bei Ihnen sind Schutzmaßnahmen gegen Sonnenbrand besonders wichtig.

## So können Sie übermäßiger Sonnenexposition und Sonnenbrand vorbeugen

Übermäßiger Sonnenexposition und Sonnenbrand können Sie mit einer Breitbandspektrum-Sonnencreme mit hohem LSF (mindestens 15) vorbeugen, die Sie erst auftragen, nachdem Sie die Mindestmenge an Sonnenlicht bekommen haben, die Sie zur Bildung und Aufrechterhaltung angemessener Vitamin-D-Spiegel benötigen (LSF 8 reduziert die Vitamin-D-Produktion um 97,5 %, LSF 15 um 99,9 %). Beachten Sie die Herstellerhinweise für die richtige Dosierung der Creme. Der LSF-Wert gibt an, wie lange ein bestimmtes Produkt im Vergleich zu ungeschützter Haut vor Rötung durch UVB-Strahlen schützt. Rötet sich Ihre Haut ungeschützt beispielsweise nach 20 Minuten, wird die Rötung mit LSF 15 Sonnencreme 15mal später auftreten – also erst nach etwa fünf Stunden (auch wenn die Rötung möglicherweise erst 24 Stunden nach der Sonnenexposition sichtbar wird). Um den LSF-Schutz aufrecht zu erhalten, muss die Sonnencreme alle vier Stunden und jeweils nach dem Schwimmen neu aufgetragen werden.

Um tatsächlich in den Genuss des Lichtschutzfaktors zu gelangen, der auf dem Produkt angegeben wird, müsste ein Erwachsener in Badebekleidung zum Schutz des ge-

# Hautkrebs und Sonnenlicht: Die Tatsachen

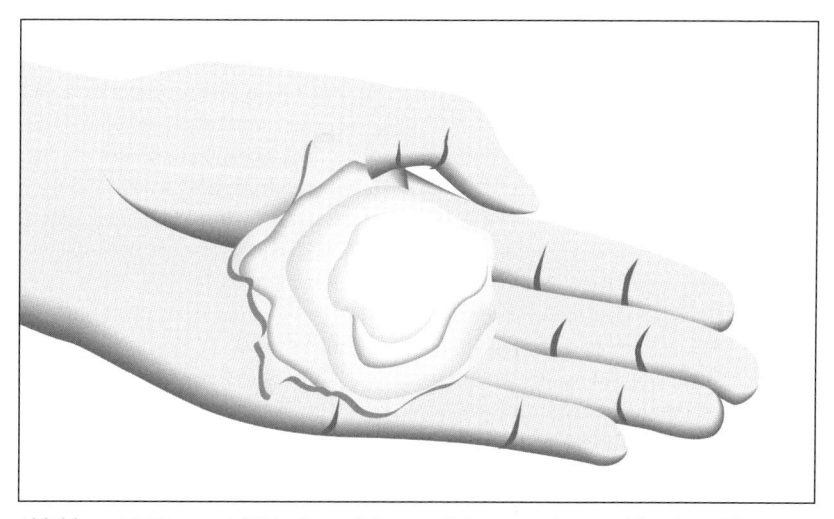

**Abbildung 2.3** Um tatsächlich den auf dem Produkt angegebenen Lichtschutzfaktor zu erreichen, müsste ein Erwachsener in Badeanzug oder Badehose ca. 30 g Sonnencreme auftragen.

samten Körpers *ein Viertel* einer 120 ml Flasche Sonnencreme auftragen (siehe Abbildung 2.3). In verschiedenen Studien wurde übereinstimmend nachgewiesen, dass niemand eine ausreichende Menge Sonnenschutzmittel aufträgt. Man ist also nicht so geschützt, wie man glaubt.

Besondere Sorgfalt sollte walten lassen, wer Hauttyp 1 hat, längere Zeit nicht in der Sonne war, im Hochsommer ins Freie geht oder sich in hohen Lagen aufhält (besonders wenn Schnee liegt, der die UV-Strahlen reflektiert).
Zusätzliche Schutzmaßnahmen außer Sonnencreme:

- Tragen Sie dichtgewebte Kleidung. Sie sollten lange Ärmel, lange Hosen oder einen langen Rock tragen. Tests haben gezeigt, dass solche Kleidung die UV-Strahlung bei weitem besser abblockt als Sonnencremes.
- Tragen Sie einen breitrandigen Hut.
- Versuchen Sie, sich im Schatten aufzuhalten.

## Melanom-Prävention

Starker Sonnenbrand vor dem 30. Lebensjahr ist einer der Risikofaktoren für ein späteres Melanom. Der Schutz der Kinder vor Sonnenbrand sollte in jeder Familie Priorität haben. Besondere Vorsicht ist geboten, wenn man längere Zeit nicht in der Sonne war. Dies trifft besonders auf Menschen zu, die in den amerikanischen Nordstaaten leben und deren Haut nach dem langen Winter im Frühjahr oder Sommer nur wenig schützende Pigmente aufweist. Letztlich betrifft es aber jeden, der längere Zeit wenig in der Sonne war und sich dann in die pralle Sonne begibt – sei es zum Segeln, Tennis spielen, zur Gartenarbeit oder um das Dach zu reparieren. Häufig bekommen auch Menschen aus nördlicherem Klima Sonnenbrand, die ihren Winterurlaub in der Sonne und Wärme verbringen, beispielsweise in der Karibik.

Für Menschen mit Hauttyp 1 und 2 gilt besondere Vorsicht, da sie ein größeres Sonnenbrandrisiko und folglich ein sehr viel höheres Melanomrisiko aufweisen.

### Ernähren Sie sich gesünder und beugen Sie Hautkrebs vor

Gesunde Ernährung ist eine wenig bekannte, aber äußerst wichtige Möglichkeit, Hautkrebs vorzubeugen. 1995 wurde im **International Journal of Cancer** eine Studie veröffentlicht, aus der hervorging, dass bei fettarmer Ernährung das Hautkrebsrisiko um 90 % sinkt. Umgekehrt verkürzt eine fettreiche Ernährung die Zeit zwischen der UV-Exposition und dem Ausbruch einer Krebserkrankung und erhöht die Zahl der Tumore, die sich entwickeln. Demselben Artikel zufolge steht das Ausmaß der Ernährungsfolgen in direkter Beziehung zu Menge und Art des konsumierten Fetts (zwischen gesättigtem Fett und Hautkrebs scheint eine Verbindung zu bestehen).

Leider ist die Ernährung in Amerika seit inzwischen einem Jahrhundert ständig fettreicher geworden – insbesondere reicher an den besonders ungesunden gesättigten Fetten. Dies mag teilweise erklären, warum die Hautkrebsraten nach oben gegangen sind. Die durchschnittliche amerikanische Ernährung enthält etwa 16 % gesättigte Fette, während die meisten Ernährungsfachleute nur ein Drittel dieses Wertes empfehlen. Verschlimmert wurde die Situation durch den Trend zu Diätprogrammen, in denen für einen hohen Fettanteil plädiert wurde (am bekanntesten wahrscheinlich die Atkins-Diät). Ohne hier eine Bewertung darüber abgeben zu wollen, ob solche Diäten tatsächlich eine dauerhafte Gewichtsreduzierung ermöglichen, ist eines jedoch klar: Diäten, die viel gesättigtes Fett enthalten, können verschiedene lebensbedrohliche Gesundheitsprobleme hervorrufen und wahrscheinlich zur Entstehung von Hautkrebs beitragen.

Um Ihr Hautkrebsrisiko zu senken, sollten Sie sich für eine fettarme Ernährung entscheiden, vor allem an gesättigten Fetten. Es gibt mehrere ausgezeichnete Ernährungspläne für diese Art der Ernährung. Einer der besten ist die DASH-Diät, die sich auf die äußerst erfolgreiche, von der Regierung geförderte Studie, die so genannte Dietary Approaches to Stop Hypertension stützt, die von Dr. Tom Moore geleitet wurde, einem meiner Kollegen vom Boston University Medical Center.

## Von unserem Körper lernen

Wir sollten unserem Körper manchmal etwas mehr Anerkennung zollen. Der Mensch bricht bei den ersten Anzeichen von Stress nicht gleich zusammen, nein, der menschliche Körper arbeitet nach dem Prinzip der „Überlastung" – wenn er unter Druck steht, passt er sich an und wird stärker. Vergleichen wir die Situation wieder mit dem Sport. Weder reißen die Muskeln noch brechen die Knochen, wenn man regelmäßig Gewichte hebt – sie werden größer und kräftiger. Herz und Lunge explodieren und kollabieren nicht, wenn man jeden Morgen joggt – sie arbeiten effizienter. Bänder und Sehnen reißen nicht durch Dehnungsübungen – sie werden dehnbarer.

Dasselbe gilt für die Sonnenexposition der Haut. Wird die Haut regelmäßig maßvoll der Sonne ausgesetzt, passt sie sich an und produziert Melanin, um die Sonnenstrahlung zu absorbieren. So schützt sie sich selbst vor Verbrennung. Dies ist der natürliche Anpassungsprozess des Körpers auf äußeren Stress. Plötzliche und extreme Sonnenexposition nach einer längeren Phase ohne Sonnenbestrahlung wird natürlich zu Sonnenbrand führen, wie plötzliche und extreme sportliche Betätigung eine Schädigung des Muskel- und Knochensystems oder des Herzens hervorrufen kann.

Bedenken Sie auch, dass die Haut sich nicht nur zum Schutz vor der Kraft der Sonnenstrahlung entwickelt hat – die Haut ist der „Kanal", durch den der Körper die Sonnenstrahlung nutzt, um das zum Überleben notwendige Vitamin D zu produzieren.

Zusätzlich verfügen wir über ein aus Enzymen bestehendes DNS-Reparationssystem, dessen Aufgabe es ist, beschädigte DNS zu reparieren und durch gesundes, neues Material zu ersetzen. Meine Kollegen und ich erforschen derzeit, ob das Reparationsprogramm der Haut-DNS von maßvoller Sonnenbestrahlung profitiert. Meine Vermutung geht dahin.

Der Körper ist so angelegt, sich auf die Effekte des Sonnenlichts einzustellen. Zu vermuten, Sonnenschein sei notwendigerweise hautschädlich, unterschätzt die Anpassungsfähigkeit des Menschen an seine Umgebung.

## Klarheit schaffen

Sonnengegner argumentieren, es schaffe nur Verwirrung, zwischen den Ursachen für Nicht-Melanom und für Melanom zu unterscheiden – sie bestehen darauf, man müsse jede Sonnenexposition meiden und zum Sonnengegner werden. Dies lässt die Tatsache außer Acht, dass eine gewisse Sonnenexposition zum *Überleben* und für die *Gesundheit* unverzichtbar ist. Sonnenexposition in der Intensität, dass sie Sonnenbrand und damit möglicherweise das potenziell tödliche Melanom verursacht, sollte unbedingt vermieden werden. Maßvolle regelmäßige Sonnenexposition jedoch, unsere Hauptquelle für Vitamin D, sollte, auch wenn sie mit dem selten tödlich verlaufenden und leicht zu behandelnden Nicht-Melanom in Zusammenhang gebracht wird, nicht aufgegeben werden. Dieser Verzicht würde nämlich das Risiko für verschiedene ernstere und tödlich verlaufende Krankheiten erhöhen.

Manche Menschen sind so gerne in der Sonne oder im Solarium, dass sie das Risiko eines Nicht-Melanoms zu Gunsten der potenziellen Vorteile der Sonnenexposition in Kauf nehmen. Andere werden sich nur für die Mindestmenge an UVB-Strahlen entscheiden, die zur Bildung und Aufrechterhaltung angemessener Vitamin-D-Konzentrationen erforderlich ist (spezielle Richtlinien hierzu finden sich in Kapitel 7). Diese Entscheidung müssen Sie selbst treffen. Einige Fakten wissen wir mit Sicherheit. Wer sich unbegrenzt der UVB-Strahlung aussetzt, lebt potenziell gefährlich. Wer sich aber jegliche UVB-Strahlung versagt, riskiert schwerwiegende Gesundheitsprobleme.

# Kapitel 3

# Sonnenlicht und Hautbild

Falten und andere Hautprobleme vermeiden, ohne auf die gesundheitlichen Vorteile der Sonne zu verzichten

Egal ob ich auf einer Cocktailparty oder bei einem Baseballspiel bin, sobald die Leute hören, dass ich Professor für Dermatologie bin, kommt die unvermeidliche Frage: „Was kann ich gegen meine Falten tun?" In unserer dem Jugendwahn verfallenen Kultur sind manche Leute zu erstaunlichen Dingen bereit, um ihr Gesicht von Fältchen und Falten zu befreien. Schönheitsoperationen, chemisches Peeling, Botox- oder Kollageninjektionen sind nur einige der drastischen Methoden, mit denen Falten behandelt werden.

Das Vermeiden von Falten kann zur fixen Idee werden. Man braucht nur einen Blick in die Regale einer Apotheke zu werfen, um über die Menge an Lotionen und Mittelchen zu staunen, die zur vermeintlichen Faltenvorbeugung verkauft werden. Die häufigste Vorgehensweise zur Vorbeugung von Falten besteht in den USA jedoch darin, jede Sonnenexposition zu meiden. Wer die Sonne wirklich fürchtet, verhält sich so, als würde ihn selbst kurze Sonnenbestrahlung in eine schrumplige Pflaume verwandeln – wenn er an der nächsten Ecke eine Flasche Milch kaufen möchte, verlässt er das Haus nur unter einer dicken Schicht Sonnencreme, mit einem Hut auf dem Kopf, großer Sonnenbrille, langen Ärmeln und langer Hose.

Es stimmt, dass *exzessive* Sonnenexposition eine der Ursachen für das so genannte Photoaging („Lichtalterung") ist, bei dem Falten früher und möglicherweise auch in größerer Zahl entstehen als ohne Sonnenbestrahlung. Sorgen um das Aussehen der Haut sind harmlos. Wird dieses Verhalten aber auf die Spitze getrieben, indem man sich der Sonne vollständig beraubt, kann dies schädliche Folgen haben. Neben der übertriebenen Angst vor Hautkrebs ist die Sorge vor Faltenbildung durch Sonnenbestrahlung einer der Hauptgründe für den epidemischen Vitamin-D-Mangel in den USA und der westlichen Welt.

In diesem Kapitel erfahren Sie die gute Nachricht, dass Sie die gesundheitlichen Vorteile der Sonne nutzen und gleichzeitig die kosmetischen Nachteile für die Haut sehr gering halten können. Schauen wir uns zuerst an, warum wir überhaupt Falten bekommen.

## Wodurch entstehen Falten?

Falten sind ein natürlicher Teil der Alterung. Jeder Einzelne von uns wird mit zunehmendem Alter irgendwann Falten bekommen und dafür gibt es verschiedene Gründe. Die Haut, die sich lebenslang ständig selbst regeneriert und repariert, kann diese Aufgabe in höherem Alter nicht mehr so effizient erfüllen. Die innere Hautschicht, die

Dermis, wird dünner. Auch die darunter liegende Schicht aus Elastin und Collagenfasern, die junger Haut ihre Elastizität verleiht, baut allmählich ab. Desgleichen lässt die Fähigkeit der Haut nach, Feuchtigkeit zurückhalten zu können, die Haut wird trocken und schuppig.

Wie faltig jemand wird, hängt von einer Kombination genetischer und umweltbedingter Faktoren sowie seinem Lebensstil ab.

> **Sonnenschäden mit einer UV-Kamera auf der Spur**
> Einen optischen Nachweis für den Grad der Sonnenschädigung, den die Haut erfahren hat, liefert eine UV-Kamera (siehe Seite 56). Der Apparat funktioniert ähnlich wie eine Schwarzweiß-Polaroidkamera. Das Licht dringt 1 mm unter die Hautoberfläche ein und stellt Schäden in Form schwarzer Punkte dar, an denen sich Melanin zusammengeballt hat. Zum Vergleich wird mit einer normalen Linse vor der Kamera eine weitere Aufnahme gemacht. Krebs kann mit diesem Verfahren nicht nachgewiesen werden.

## Genetische Faktoren

Viele Veränderungen des Kollagens und Elastins, die der Haut ihre Festigkeit und Elastizität verleihen, sind von genetischen Faktoren abhängig, an denen nicht zu rütteln ist – man hat sie von den Eltern geerbt, so wie diese sie von *ihren* Eltern geerbt haben. Da jeder Mensch über ein anderes genetisches Programm verfügt, erfolgt der Verlust der Hautfestigkeit und -elastizität individuell unterschiedlich.

## Umweltfaktoren

Der wichtigste Umweltfaktor für vorzeitige Faltenbildung ist exzessive UVA-Exposition. Wind und Luftverschmutzung können die Haut zusätzlich schädigen, insbesondere, wenn man diesen Elementen extrem lange ausgesetzt ist. Ironie des Schicksals: Wie beim Melanom könnte die faltige Haut vieler Menschen der Nachkriegsgeneration das Ergebnis der aufkommenden Sonnencremes in den 1960er Jahren sein. Warum? Diese frühen Sonnenschutzmittel schützten ausschließlich vor UVB-Strahlen, die Hautverbrennungen verursachen, so dass man sich sehr lange in der Sonne aufhalten konnte. UVA-Strahlen, denen man damals noch keine Wirkung zuschrieb, wurden von diesen Produkten nicht abgeblockt. Heute wissen wir aber, dass es hauptsächlich die UVA-Strahlen der Sonne sind, die zur Faltenbildung führen (siehe Abbildung 3.1). Die frühen Sonnenschutzmittel trugen also zu vorzeitiger Faltenbildung bei, weil die Menschen länger in der Sonne bleiben konnten, ohne Sonnenbrand zu bekommen. So wurden sie aber unnatürlich hohen UVA-Strahlendosen ausgesetzt.

| Keine Sonnencreme | Sonnencreme, die nur vor UVB-Strahlung schützt | Breitbandspektrum-Sonnenschutzcreme |
|---|---|---|
| UVB  UVA | UVB  UVA | UVB  UVA |
| Epidermis / Dermis | Epidermis / Dermis | Epidermis / Dermis |

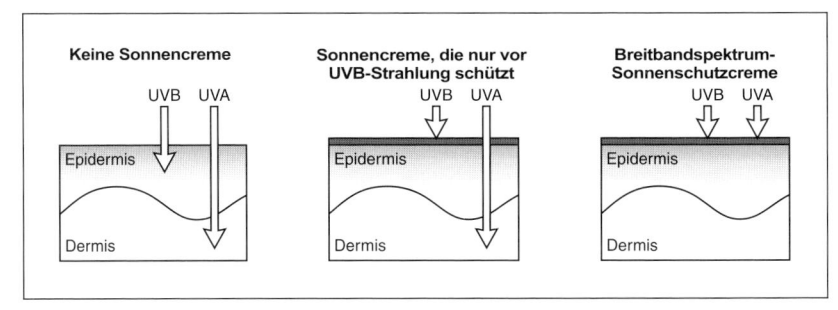

Abbildung 3.1 „Ältere" Sonnenschutzcremes blocken nur UVB-Strahlung ab, die als Ursache für Nicht-Melanom-Hautkrebs angesehen wird, lassen jedoch UVA-Strahlung durch, die mit dem Melanom in Zusammenhang gebracht wird. Neuere Breitbandspektrum-Sonnencremes schützen vor UVB- und UVA-Strahlen und werden empfohlen, wenn Sie länger in der Sonne bleiben möchten, als die zur Vitamin-D-Produktion empfohlene Zeit.

## Lebensstil

Die meisten von uns wissen, dass Rauchen Lungenkrebs, Herzinfarkt und Schlaganfall verursacht. Weniger bekannt ist, dass Rauchen auch für frühzeitige Hautalterung verantwortlich ist, deren Hauptmerkmal Falten sind. Eine Ende 2002 im *British Journal of Dermatology* veröffentlichte Studie zeigte, dass Rauchen auf die Haut stärkere Auswirkungen hat als Sonnenexposition.

Rauchen verursacht Falten, weil es den Körpermechanismus stört, der alte Hautzellen abbaut und erneuert. Als Ergebnis sieht ein 40-Jähriger, der täglich eine Schachtel Zigaretten raucht, vom Hautbild her eher wie ein 60-Jähriger aus. Folgende verräterische Anzeichen der Hautalterung werden durch Rauchen hervorgerufen:

- Furchen oder Falten, die von der Ober- oder Unterlippe oder im rechten Winkel von den Augenwinkeln verlaufen (Krähenfüße)
- Tiefe Furchen oder zahlreiche flache Furchen auf Wangen und Unterkiefer
- Leichte Hohlwangigkeit, die die knochigen Konturen des Gesichts betont und für ein hageres Aussehen sorgt
- Lederne oder verbrauchte Gesichtshaut, eventuell grauer Teint

Wenn Sie sich um das Aussehen Ihrer Haut Gedanken machen, ist dies ein weiterer Grund, mit dem Rauchen aufzuhören!

# So lassen sich Falten auf ein Minimum reduzieren

Die Sonne liefert uns Menschen das lebenswichtige Vitamin D. Nun wissen wir aber auch, dass hohe Dosen UVA-Strahlung im Sonnenlicht zu vorzeitiger Faltenbildung beitragen können. Wie lassen sich nun die lebenserhaltenden Gesundheitsvorteile des Sonnenlichts mit dem Wunsch in Einklang bringen, Falten zu vermeiden?

Die wirksamste Möglichkeit, sich vor vorzeitiger Hautalterung zu schützen, ist das Vermeiden exzessiver Sonnenexposition – insbesondere, wenn Sie bekanntermaßen eine Prädisposition für Falten haben, weil Ihre Eltern frühzeitig Falten bekommen haben. Sonnencremes, die nur vor UVB-Strahlen schützen, *erhöhen* tatsächlich die Schädigung der Zellen, die für die Elastizität der Haut verantwortlich sind. Daher ist es wichtig, dass Sie ein Breitbandspektrum-Sonnenschutzmittel verwenden, das sowohl vor UVA- als auch vor UVB-Strahlen schützt.

Wie definiert man „exzessive Exposition"? Alles, was über die Mindestmenge hinausgeht, die Sie brauchen, um eine angemessene Vitamin-D-Konzentration zu bekommen und zu erhalten, kann als exzessiv betrachtet werden. In Kapitel 7 finden Sie spezifische Richtlinien dafür, wie viel ungeschützte Sonnenexposition Sie für Ihre Gesundheit benötigen, je nach Hauttyp, geographischer Lage, in der Sie leben und Jahreszeit. Manche Menschen brauchen es einfach für ihr Wohlbefinden, sich von der Sonne oder im Solarium bräunen zu lassen. Sie nehmen Falten und sonstige Zeichen von Photoaging in Kauf und akzeptieren das erhöhte Risiko für Nicht-Melanom in Zusammenhang mit längerer UVB-Exposition (Nicht-Melanome sind, wie Sie schon erfahren haben, nur sehr selten tödlich). Man kann dieses Verhalten auch nicht als völlig unvernünftig abtun. Wenn Sie sich so entscheiden, sollten Sie aber auf jeden Fall Sonnenbrand vermeiden, der als eine der Hauptursachen für das tödlich verlaufende Melanom gilt.

> **Falten im Gesicht auf ein Minimum reduzieren und trotzdem genügend Vitamin D produzieren**
> Meine Studien haben nachgewiesen, dass Sie Ihre täglich erforderliche Vitamin-D-Menge bekommen, wenn Sie Gesicht, Hände und Arme (oder Arme und Beine) 25 bis 50 % der MED (Zeit, bis sich die Haut durch die Sonne rötet) der Sonne aussetzen. In Kapitel 7 finden Sie eine vollständige Beschreibung und Richtlinien, anhand derer Sie Ihre eigene optimale Expositionszeit herausfinden. Die Wahl der Körperpartien orientiert sich daran, wie sich die Sonnenexposition im normalen Alltag am besten realisieren lässt. Wenn Sie Wert auf ein möglichst faltenfreies Gesicht legen – im Gesicht sind die Menschen am empfindlichsten – setzten Sie eine andere Körperpartie wie Beine, Bauch oder Rücken der Sonne aus.

## Weitere Anzeichen der Hautalterung

Für die meisten Menschen sind Falten das offensichtlichste und beunruhigendste Zeichen der Hautalterung. Die Haut zeigt jedoch noch andere Anzeichen der Alterung und, ebenso wie die Falten, sind sie meist eine Kombination genetischer und umweltbedingter Faktoren. Einige der verbreitetsten Anzeichen der Hautalterung wollen wir uns näher ansehen.

### „Leber"-Flecken (Lentigines)

Diese flachen braunen Flecken, die manchmal auch als „Altersflecken" bezeichnet werden, treten auf der Gesichtshaut, Händen, Rücken und Füßen auf. Sie sind eine natürliche Folge des Alterns, können aber durch Sonnenexposition verstärkt werden. Mit der Leber haben sie nichts zu tun, sie tragen ihren Namen nur wegen ihrer braunen Farbe. Viele finden Leberflecken unschön, ein Gesundheitsrisiko stellen sie aber nicht dar. Denken Sie immer daran, dass ein großer, flacher, dunkler Bereich mit unregelmäßigem Rand von einem Arzt untersucht werden sollte, um ein Melanom auszuschließen. Leberflecken verblassen, wenn man sie nicht der Sonne aussetzt und regelmäßig eine Creme aufträgt, die die Haut mild bleicht oder schält. Diese Produkte enthalten Alphahydroxysäuren, Vitamin C, Retinoide, Azelainsäure und Chinone. Zu den wirksameren Behandlungen gehören chemisches Peeling oder Laserbehandlung.

### Aktinische Keratosen

Diese rauen, weißen, roten oder braunen schuppigen Hautflecken findet man vorwiegend auf Hautbereichen, die am meisten der Sonne ausgesetzt sind, besonders häufig bei älteren Menschen und Menschen heller Hautfarbe. Etwa 10 % der aktinischen Keratosen entwickeln sich zu einem Plattenepithelkarzinom. Solche Wucherungen können von einem Dermatologen durch Kryotherapie (Vereisung mit flüssigem Stickstoff), elektrische Verätzung (Verbrennung) oder chirurgisch entfernt werden. Die Wucherungen können auch örtlich medikamentös behandelt werden, beispielsweise mit Retinoiden, die die Hautregeneration anregen.

### Seborrhöische Keratosen

Diese warzenähnlichen Wucherungen, die wie aufgeklebt auf der Gesichtshaut erscheinen, treten in verschiedenen Farben auf – Gelb, Braun, Schwarz oder in anderer Farbe. Für das ungeübte Auge können sie wie ein Melanom aussehen. Sie sind weder kanzerös noch präkanzerös und lassen sich leicht entfernen, wenn sie optisch stören.

Die Wucherungen werden normalerweise operativ oder durch Kryotherapie behandelt. Dies ist unkompliziert und hinterlässt normalerweise keine Narbe. Auf dem Rumpf kann eine hellere Hautfarbe zurückbleiben. Seborrhöische Keratosen kommen nach der Entfernung normalerweise nicht wieder. Menschen mit entsprechender Veranlagung können aber später an einer anderen Stelle erneut eine solche Keratose bekommen.

## Purpurflecken (Hämangiome)

Diese harmlosen, stecknadelkopfgroßen, kirschroten Erhebungen entstehen durch eine Ansammlung erweiterter Blutgefäße. Sie entwickeln sich bei fast 90 % aller Menschen mittleren bis höheren Alters, normalerweise auf dem Rumpf. Ein Dermatologe kann sie operativ, mittels Kryotherapie, Elektrochirurgie/Kauterisieren oder Laser entfernen. Normalerweise bleibt keine Narbe zurück.

## Telangiektasien (Besenreiser)

Feine, rötlich-blaue Venen auf Nase, Kinn oder Wangen gehören zum normalen Alterungsprozess, sie können aber auch durch Sonnenschädigung, eine Lebererkrankung, Schwangerschaft, Antibabypille, Östrogenersatztherapie und Kortison verursacht werden. Der Dermatologe kann sie mit Laser behandeln.

## Blaue Flecken

Mit zunehmendem Alter verliert die Haut ihr Fettpolster, die Blutgefäße büßen einen Teil ihrer Elastizität ein und die Haut wird verletzlicher. Dies äußert sich normalerweise durch blaue Flecken, eine Unterhautblutung. Blaue Flecken können verstärkt werden durch bestimmte Medikamente wie ASS, nicht-steroidale Antirheumatika (NSAID) wie Ibuprofen und die blutverdünnenden Medikamente Warfarin und Clopidogrel. Blaue Flecken, die nicht verschwinden, sollten dem Arzt gezeigt werden.

## Sonstige Hautkrankheiten

Einige andere Hautkrankheiten treten eher bei älteren Menschen auf und sind von der Sonnenexposition unabhängig. Hierzu gehören Gürtelrose und Beingeschwüre durch schlechte Durchblutung, verursacht durch Diabetes mellitus oder Atherosklerose.

> **Die Wahl eines Dermatologen**[1]
> Wenn Sie aus irgendeinem Grund den Eindruck haben, einen Dermatologen aufsuchen zu müssen, suchen Sie sich einen zertifizierten Hautarzt, der sich auf seinem Fachgebiet ständig weiterbildet.
> Soll bei Ihnen ein bestimmtes Verfahren durchgeführt werden, erkundigen Sie sich, wie oft dieser Arzt den Eingriff bereits durchgeführt hat. Lassen Sie sich Vorher-Nachher-Bilder von Patienten zeigen, die den Eingriff haben machen lassen.
> Die American Academy of Dermatology empfiehlt zudem, folgende Fragen zu klären:
> - Welches Ergebnis ist durch den Eingriff zu erwarten?
> - Wie lange ist die Regenerationsphase?
> - Welche Risiken und Nebenwirkungen sind zu erwarten?
> - Wo wird der Eingriff durchgeführt – in der Praxis, ambulant im Krankenhaus oder stationär im Krankenhaus?
> - Welche Kosten entstehen durch den Eingriff? Wie sind die Zahlungsmodalitäten?
>
> Sie sollten sich auch erkundigen, ob Ihre Krankenversicherung einen Teil oder die gesamten Kosten übernimmt.

## Behandlung kosmetischer Hautprobleme

Durch Sonne hervorgerufene Hautschäden lassen sich auf vielerlei Arten reparieren oder minimieren. Hierbei gibt es drei große Kategorien: Implantate, Resurfacing und Operation. Wir wollen uns jedes Verfahren anschauen und sehen, wann es am sinnvollsten ist.

### Implantate

Implantate können zur Behandlung von Krähenfüßen und Lachfalten um die Lippen verwendet werden. Diese Art des Eingriffs eignet sich auch zur Behandlung bestimmter Narben. Je nach individueller Gegebenheit werden verschiedene Substanzen ausgesucht. Nachfolgend einige der üblichsten:

- **Kollagen.** Ein natürlicher Extrakt aus Rinderkollagen. Die Patienten müssen zuvor getestet werden, um eine eventuelle Allergie gegenüber diesem Material auszuschließen. Die Substanz wird in die Haut eingespritzt, um den Bereich aufzubauen und

---

[1] In Deutschland gelten die Leitlinien für Diagnostik und Therapie der Deutschen Dermatologischen Gesellschaft (DDG) (abgestimmt mit dem Berufsverband Deutscher Dermatologen e.V.)

die Falte zu mildern. Das Ergebnis ist nicht von Dauer, da der Körper das fremde Kollagen nach und nach absorbiert und die Falte wieder sichtbar wird.
- **Hyaluronsäure.** Diese Substanz ist ein Kollagenderivat, das zur Lippenvergrößerung und Reduzierung tieferer Furchen verwendet wird.
- **Fettinjektionen.** Das Fett wird dem überschüssigen Fett des Patienten entnommen und im Gesicht eingespritzt, um die Haut „praller" erscheinen zu lassen.

## Resurfacing

Resurfacing wird zur Behandlung von feinen Falten, Hauttrockenheit und Flecken im gesamten Gesicht verwendet. Auch hier stehen verschiedene Substanzen zur Verfügung:

- **α-Hydroxysäure.** Diese Substanz zum milden Hautpeeling wird häufig über Nacht angewendet, um die Hautregeneration anzuregen.
- **Kinerase (Furfurinylsäure).** Ein neues Antialterungsprodukt, das zweimal täglich angewendet wird.
- **Retinoid zur äußerlichen Anwendung (Vitamin A).** Diese Substanzen, die man häufig in Kosmetikprodukten wie „Nachtcremes" findet, helfen auch, dem Photoaging gegenzusteuern und die Hautregeneration anzuregen.
- **Glykolsäure-Peelings.** Diese Technik nutzt eine Reihe oberflächlicher Hautpeelings (manchmal als „Mittagspausen-Peeling" bezeichnet, weil sie so schnell und nahezu beschwerdefrei durchführbar sind).
- **TCA-Peeling.** Nach diesem mitteltiefen Peeling wird man eine Woche krankgeschrieben.
- **Erbium-YAG-Laser.** Nach diesem Resurfacing-Verfahren mittlerer Tiefe sind einige arbeitsfreie Tage zur Erholung einzuplanen.
- **Dermabrasion.** Diese Technik glättet die Haut durch ein elektrisches „Sandstrahl"-Gerät.
- **$CO_2$/Erbium-YAG-Laser-Resurfacing**. Einige der erstaunlichsten Verbesserungen wurden mit diesem neuen Verfahren erzielt, das die oberflächlichen Hautschichten Schicht für Schicht abträgt.
- **Nonablatives Resurfacing**. Eine weitere vielversprechende neue Technik. Mit Laser- oder Radiofrequenztherapie wird das Kollagen verbrannt oder gestrafft, ohne die oberflächliche Haut zu entfernen – bei wiederholter Behandlung verbessert sich die Hautbeschaffenheit ohne Ausfallzeit.

## Operative Behandlung

Hängende oder lockere Haut kann operativ behandelt werden. Dieses so genannte Lifting ist wahrscheinlich die bekannteste Behandlung, da sich viele Stars dafür entscheiden. Lifting ist aber auch am teuersten und wie jeder invasive Eingriff mit größeren Risiken behaftet. Wer sich für diesen Schritt entscheidet, muss sehr vorsichtig vorgehen.

- Zum Liften des gesamten Gesichts gehört das Straffen der Unterkiefermuskulatur.
- Nackenlifting strafft lockere Haut und Muskeln im Nacken.
- Das (endoskopische) Lifting von Schläfen und Stirn glättet Stirnfalten und hängende Augenbrauen.
- Zum Heben hängender Augenlider dient die Blepharoplastik.

---

**Dr. Holicks neuartige Faltenbehandlung**
Ich habe eine neue Faltenbehandlung entwickelt, die sich von Allem, was bisher auf dem Markt ist, vollkommen unterscheidet.
1987 stellte ich fest, dass eine bestimmte, von den Hautzellen produzierte Substanz exzessives Zellwachstum hemmt. Diese Substanz heißt Parathormon-verwandtes Peptid oder PTHrP und existiert in mehreren Formen. Ich testete verschiedene PTHrPs in der Hoffnung, einen so genannten Antagonisten zu finden, der die natürliche Aufgabe von PTHrP, das Zellwachstum zu hemmen, umkehren oder blockieren würde. Schließlich gelang es mir – ich fand PTH(7-34). Die Entwicklung dieses Produktes dauerte lange, da Peptide chemische Substanzen sind, die nur schwer in die Haut eindringen. Als wir aber schließlich eine PTH(7-34)-Creme entwickelt hatten, steigerte diese die Hautfülle bei Tieren um unglaubliche 250 %!
Beim Menschen rechnen wir damit, dass PTH(7-34) ältere Haut faltenfreier, voller und jugendlicher machen wird. Zusätzlich zur kosmetischen Anwendung rechnen wir damit, PTH(7-34) zur Behandlung langsam heilender Wunden einsetzen zu können, die bei älteren Menschen häufiger vorkommen.
Derzeit beginnen die Tests mit PTH(7-34) beim Menschen und sollten sie erfolgreich verlaufen, wird in drei bis vier Jahren ein wirksames Antifaltenprodukt auf der Basis dieser Substanz auf den Markt kommen.
Zudem habe ich eine neue reichhaltige Vitamincreme (MDT5) vom Somme Institute in New York City (www.sommeinstitute.com) getestet, die auf den Gesichtern junger Frauen einige Sonnenschäden erfolgreich behandeln konnte. Die Abbildungen 3.2 und 3.3 zeigen Vorher-Nachher-Fotos einer Frau, die MDT5 über einen Zeitraum von 8 Monaten benutzte. Die Fotos links sind normale Schwarzweiß-Fotos, die Fotos rechts wurden zur gleichen Zeit mit einer UV-Kamera aufgenommen (siehe „Sonnenschäden mit einer UV-Kamera auf der Spur" auf Seite 49).

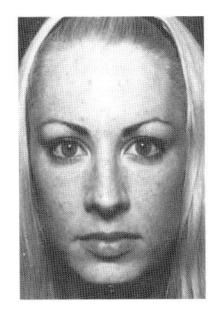

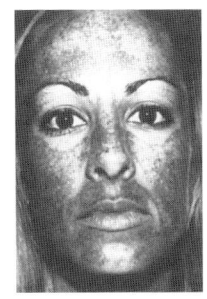

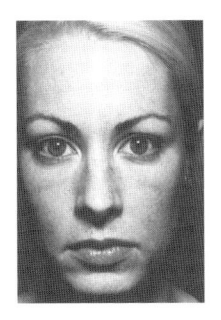

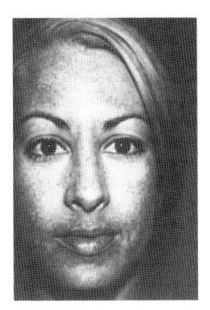

Abbildung 3.2  Vor der Behandlung mit MDT5.

Abbildung 3.3  Nach der Behandlung mit MDT5.

## Älter aussehen und sich gut dabei fühlen

Unsere Kultur ist von einem wahren Jugendwahn besessen, daher überrascht es nicht, dass viele von uns sich sorgen, zu alt auszusehen. Es gibt heute einige Möglichkeiten, den Photoaging-Prozess zu verlangsamen und viele dieser Verfahren kommen auch unserer allgemeinen Gesundheit zugute. Wer den Lauf der Natur aufhalten oder die Folgen einer „sonnigen Jugend" kurieren möchte, findet einige neue Techniken, die dies zu einem günstigen Preis ermöglichen. Vor allem aber müssen wir lernen, mehr als dies vielfach üblich ist, unsere äußere Erscheinung zu akzeptieren.

Es würde den Rahmen dieses Buches sprengen, näher darauf einzugehen. Begnügen wir uns mit folgender Aussage: Die beste Möglichkeit, sich jünger zu fühlen und jünger auszusehen, liegt in der eigenen Wertschätzung und einer positiven Lebenseinstellung. Wer sich selbst annehmen kann, tut für seine Attraktivität mehr als jede Schönheitsoperation vermag!

# Die Sonne: Eine wirksame Medizin

## Gute Nachrichten über die Heilkraft der Sonne

Können Sie sich vorstellen, was passieren würde, wenn eine Arzneimittelfirma eine Tablette auf den Markt brächte, die gleichzeitig das Risiko für Krebs, Herzinfarkt, Schlaganfall, Osteoporose, PMS, saisonal bedingte Depression und verschiedene Autoimmunkrankheiten senken würde? Ein Medienzirkus käme in Gang, wie ihn die Welt noch bei keinem medizinischen Durchbruch erlebt hat! Von den seriösesten Zeitungen würden uns Schlagzeilen entgegenspringen wie *„Wunderpille" wird Millionen Menschenleben retten* und *„Wunderdroge" läutet neues Zeitalter in der Medizin ein.* Man würde die Nachmittagssoaps aus dem Programm nehmen, damit uns die Nachrichtensender ständig über diese Neuentdeckung auf dem Laufenden halten könnten und Reporter würden von überall her atemberaubende Reportagen liefern.

Haben Sie es schon erraten? Es gibt tatsächlich ein solches Heilmittel, allerdings nicht in Tablettenform. Sollte gerade Tag sein, schauen Sie aus dem Fenster zum Himmel. Dort sehen Sie dieses „Heilmittel", es ist die Sonne.

Viele Jahrtausende lang haben die Menschen instinktiv die Beziehung zwischen Sonnenschein und guter Gesundheit verstanden. Auf einer berühmten Hieroglyphenzeichnung aus der Zeit des ägyptischen Pharaos Echnaton und seiner Frau Nofretete, ist das bekannte Paar mit seinen Kindern dargestellt, wie es von den vielen „Händen" der Sonne gesegnet wird. Die ersten Jahrzehnte des 20. Jahrhunderts erlebten den Höhepunkt von Photobiologie und Lichttherapie. Krankenhäuser überall in Europa und Nordamerika bauten Solarien, um ihren Patienten einen bequemen Platz anbieten zu können, an dem sie die heilenden Sonnenstrahlen zur Behandlung von Rachitis, Tuberkulose und Schuppenflechte genießen konnten. Der Photobiologe Dr. Niels Ryberg Finsen erhielt 1903 den Nobelpreis für Medizin für seinen Nachweis der gesundheitlichen Vorteile durch das Sonnenlicht.

Als man jedoch entdeckte, dass Sonnenlicht auch einen Anteil an Hautkrebs und vorzeitiger Hautalterung hat, änderte sich die Haltung. Bedeutende finanzielle Interessen standen hinter der Kampagne, die uns überzeugen sollte, dass jegliche Sonnenbestrahlung ungesund ist und wir deshalb ständig Sonnencreme auftragen und regelmäßig unseren Dermatologen aufsuchen müssten. Dank der Informationsflut, die auch weiterhin über uns ausgeschüttet wird, waren wir schließlich von dieser „Tatsache" überzeugt.

Anscheinend steht nun wieder ein Wechsel an. Aber bitte, schmieren Sie sich jetzt nicht dick mit Babyöl ein, um den ganzen Tag mit diesem Sonnenreflektor in der Sommerhitze herumzurennen. Ich ermutige Sie zu einem gesunden Respekt vor den Folgen der Übertreibung. Sie dürfen aber wieder anfangen, die Vorteile einer maßvollen Sonnenexposition zu schätzen.

Diese etwas ausgewogenere Sichtweise stützt sich auf unser zunehmendes Wissen über die gesundheitlichen Vorteile der durch Sonne angeregten Vitamin-D-Bildung. Zu diesem Wissen haben einige herausragende wissenschaftliche Leistungen beigetragen und ich bin stolz, bei der Entdeckung einiger dieser Fortschritte mitgewirkt zu haben. Obgleich die Ergebnisse bezüglich der günstigen Verknüpfung von Sonnenlicht und Vitamin D für die Gesundheit des Menschen in den Medien nicht mit Pauken und Trompeten präsentiert wurden, sickert die Nachricht doch allmählich durch. Die Öffentlichkeit erfährt nun, dass Sonnenlicht und Vitamin D, das wir durch die Sonnenstrahlung gewinnen, für unsere Gesundheit größte Bedeutung haben.

Die Vorteile des Sonnenlichts auf unsere physische Gesundheit können in vier Hauptbereiche unterteilt werden – Knochengesundheit, Zellgesundheit, Organgesundheit und Schutz vor Autoimmunerkrankungen. Daneben gibt es noch die positive Wirkung des Sonnenlichts auf Stimmungsschwankungen und psychische Gesundheit (siehe Kapitel 5).

**Die Vorteile des Sonnenlichts**
- Knochengesundheit: Beugt Osteoporose, Osteomalazie und Rachitis vor
- Zellgesundheit: Beugt bestimmten Krebsarten vor
- Organgesundheit: Beugt Herzinfarkt und Schlaganfall vor
- Schutz vor Autoimmunerkrankungen: Beugt Multipler Sklerose, Typ 1-Diabetes mellitus und rheumatoider Arthritis vor
- Psychische Gesundheit: Beugt saisonal bedingter Depression, prämenstruellem Syndrom und Schlafstörungen vor. Steigert zudem das Wohlbefinden (siehe Kapitel 5).

## Wer hat welches Risiko?

Menschen mit ungenügender Sonnenexposition haben das größte Risiko für Vitamin-D-Mangel. Besonders anfällig sind ältere Menschen. Je älter man ist, desto weniger gut gelingt es, Sonnenlicht in Vitamin D umzuwandeln. Die Fähigkeit, Vitamin D zu produzieren, nimmt tatsächlich zwischen dem 20. und 70. Lebensjahr um ein Viertel ab. Alte Menschen sind besonders empfänglich für irreführende medizinische Ratschläge, die in den Medien verbreitet werden. Daher können Senioren nicht nur weniger effizient Vitamin D aus Sonnenlicht produzieren, was ihr Risiko für Erkrankungen durch Vitamin-D-Mangel erhöht, sondern sie verschlimmern die Situation oft noch, indem sie die Sonne meiden oder sich am Tag im Freien komplett verhüllen. Die bedauernswert große Anzahl alter amerikanischer Heimbewohner ist ebenfalls prädisponiert für Vitamin-D-Mangel, da sie viel zu wenig Sonnenlicht bekommen.

**Risikofaktoren für Vitamin-D-Mangel**
- **Alter.** Mit zunehmendem Alter fällt es dem Körper zunehmend schwer, Vitamin D aus dem Sonnenlicht zu gewinnen.
- **Lebensstil.** Je länger Sie sich tagsüber im Haus aufhalten, desto weniger Gelegenheit haben Sie, Vitamin D zu produzieren.
- **Geographische Lage.** Wenn Sie in einer Zone mit relativ langen Wintern leben, bekommen Sie über das Jahr weniger Sonnenschein, weil das Sonnenlicht im Winter nicht kräftig genug ist, um Vitamin D daraus zu produzieren.
- **Rasse.** Sehr dunkelhäutige Menschen, insbesondere Menschen afrikanischer Abstammung, haben Schwierigkeiten, aus der begrenzten Menge Sonnenlicht Vitamin D zu synthetisieren (ihre Vorfahren stammen aus einem Teil der Welt, wo der Sonnenschein rund ums Jahr zur Verfügung stand).
- **Kultur.** Einige Kulturen verlangen von ihren Frauen, sich völlig hinter schwerer Kleidung zu verbergen, wodurch das Sonnenlicht völlig ausgeschlossen wird.

Wenn Sie in einem nördlichen Klima leben, ist die Wahrscheinlichkeit, dass Sie an Vitamin-D-Mangel leiden, aufgrund des relativen Mangels an Sonnenlicht, aus dem Vitamin D hergestellt werden kann, größer. In einer Studie, die meine Kollegen und ich kürzlich veröffentlicht haben, wurde gezeigt, dass 36 % gesunder weißer Männer und Frauen in Boston (Medizinstudenten und Ärzte) im Alter zwischen 18 und 29 Jahren am Ende des Winters Vitamin-D-Mangel hatten. Das Problem verstärkt sich mit zunehmendem Alter. Bei 42 % ansonsten gesunder, über 50-jähriger Erwachsener aus der Bostoner Gegend, die an der Studie teilnahmen, wurde Vitamin-D-Mangel festgestellt.

Da Melanin einen natürlichen Sonnenschutz bildet, haben dunkelhäutige Menschen wie die Nachfahren afrikanischer oder subkontinentaler indischer Völker häufig Vitamin-D-Mangel, insbesondere dann, wenn sie in nördlichen Breitengraden leben oder tagsüber im Haus arbeiten. Dunkelhäutige Menschen brauchen signifikant länger, um genügend Vitamin D aus dem Sonnenlicht zu produzieren. Ein dunkelhäutiger Mensch afrikanischer Abstammung muss sich 50mal länger in der Sonne aufhalten, um dieselbe Menge Vitamin D zu produzieren wie ein Mensch irischer oder skandinavischer Abstammung. Das „US-Center for Disease Control" hat kürzlich berichtet, dass in allen Teilen der USA 42 % Amerikanerinnen afrikanischer Abstammung im Alter zwischen 15 und 49 Jahren am Ende des Winters Vitamin-D-Mangel haben. Die Situation bei farbigen älteren Menschen ist noch schlimmer. Eine neuere Studie zeigt, dass von den im Bereich Boston lebenden älteren Menschen 84 % Amerikaner afrikanischer Abstammung und 42 % Lateinamerikaner *am Ende des Sommers* Vitamin-D-Mangel hatten, wo man die höchsten Vitamin-D-Spiegel erwarten würde (die Zahl bei älteren Kaukasiern war niedriger, mit 30 % aber immer noch alarmierend).

Aber auch in anderen Bevölkerungsgruppen findet man Vitamin-D-Mangel: bei jungen Berufstätigen, die im Haus arbeiten, bei Menschen, deren Kultur fordert, ihren ganzen Körper zu bedecken (wie beispielsweise muslimischen Frauen), bei Menschen mit Fett-Malabsorption (siehe unten) und bei gestillten Kleinkindern (Muttermilch enthält wenig Vitamin D). Auch Übergewicht kann zu Vitamin-D-Mangel prädisponieren, weil das Körperfett dem Blut sehr effizient Vitamin D entzieht (siehe Seite 21).

> **Weitere Ursachen für Vitamin-D-Mangel**
> Es gibt Menschen mit genetischen Problemen oder Funktionsstörungen von Niere und Leber, die ihren Körper hindern, die gesundheitsfördernde, aktive Form von Vitamin D zu produzieren. Nachfolgend einige Ursachen, derentwegen man auch bei ausreichender Sonnenexposition und Vitamin-D-reicher Ernährung Vitamin-D-Mangel haben kann:
> - **Fett-Malabsorptionssyndrome.** Menschen, deren Fähigkeit zur Fettaufnahme aus der Nahrung gestört ist (Fett-Malabsorption), brauchen möglicherweise zusätzliches Vitamin D durch Sonne oder Solarium. Einige Ursachen für Fett-Malabsorption sind Pankreasenzym-Mangel, Morbus Crohn, Mukoviszidose, Sprue (Zöliakie), Lebererkrankung, operative Entfernung eines Teils oder des gesamten Magens und Dünndarmerkrankung. Zu den Symptomen der Fett-Malabsorption gehören Diarrhöe sowie fettiger und stinkender Stuhl.
> - **Niereninsuffizienz.** Eine schwere Nierenerkrankung kann die Umwandlung von 25-Vitamin D in aktives Vitamin D stören.
> - **Vitamin-D-abhängige Rachitis (Typ 1 und 2).** Typ-1-Rachitis beeinträchtigt die Fähigkeit des Körpers, 25-Vitamin D in die aktive Form 1,25-Vitamin D umzuwandeln, Typ-2-Rachitis beeinträchtigt die Fähigkeit des Körpers, 1,25-Vitamin D zu erkennen.
> - **Anfallskrankheiten (Epilepsie).** Langzeitbehandlungen mit krampflösenden Medikamenten wie Phenytoin und Phenobarbital können die Produktion von 25-Vitamin D in der Leber senken.
> - **Leberinsuffizienz.** Leberinsuffizienz senkt die Produktion von 25-Vitamin D und erschwert dem Darm die Resorption von Vitamin D.

## Sonnenlicht und Knochengesundheit

Beim Wort „Skelett" denken zu viele Menschen nur an die Knochenansammlungen, die bei archäologischen Grabungen zu Tage kommen. Unsere Knochen sind aber lebende Materie aus Substanzen, die einem ständigen Abbau und Wiederaufbau unterliegen. Diesen Prozess bezeichnet man als Knochenumbau oder „Remodeling". Jahr für Jahr erneuern sich 20 bis 40 % des Skeletts. Bei Kindern wird neue Knochensubstanz schneller aufgebaut als alte abgebaut wird, wodurch die Knochenmasse zunimmt. Im Alter von etwa 20 Jahren ist der Höhepunkt an Knochenmasse erreicht. Ende 30 beginnt der Körper, mehr Knochenmasse ab- als aufzubauen, wodurch sie leicht abnimmt. Der normale Knochenschwund beträgt aber nur etwa 0,3 bis 0,5 %

pro Jahr. Als Ergebnis dieses leichten Knochenschwunds wird das Skelett weniger dicht und brüchiger. Mit zunehmendem Alter beschleunigt sich dieser Prozess. Nach der Menopause beträgt der Verlust an Knochendichte bei den Frauen pro Jahr 2 bis 4 %. Männer verlieren nach dem 60. Lebensjahr 1 bis 2 % an Knochendichte.

Wer etwas für die Gesundheit seiner Knochen tun möchte, sollte in der Jugend für einen ausreichenden Aufbau von Knochenmasse sorgen und versuchen, diese weitmöglichst zu erhalten, wenn er das Alter überschritten hat, indem der Knochenumbau auf dem Höhepunkt angelangt war. Wer so verfährt, hat gute Aussichten, in höherem Alter keine Knochenprobleme zu bekommen. Wer jedoch in der Jugend nicht für den Aufbau von Knochenmasse sorgt und nach der Zeit des höchsten Knochenumbaus übermäßig viel Knochenschwund hat, läuft Gefahr, poröse und spröde Knochen zu bekommen, die leichter brechen können (Osteoporose).

Ist der Knochenumbau beeinträchtigt, können Symptome wie anhaltende Schmerzen und Knochenverformung auftreten (Osteomalazie und Rachitis).

Wie aber kann man in der Jugend Knochenmasse aufbauen und diese in höherem Alter erhalten? Beide Fragen sind identisch zu beantworten: Seien Sie aktiv und sorgen Sie für eine Ernährung, die ausreichend Calcium enthält.

Wenn wir unterstreichen, wie wichtig die Calciumaufnahme für die Knochengesundheit ist, lassen wir die Bedeutung von Vitamin D häufig außer Acht. Vitamin D, das man vor allem durch Sonnenexposition erhält, ist für den Prozess der Calciumresorption aus der Nahrung und die Einlagerung im Knochen aber äußerst wichtig. Anders ausgedrückt: Sie können sich so calciumreich ernähren wie Sie möchten, bei zu wenig Vitamin D im Körper können Ihre Knochen dieses Calcium nicht resorbieren. Schätzungen zufolge resorbiert jemand mit Vitamin-D-Mangel nur ein Drittel bis die Hälfte der Calciummenge (10 bis 15 %), die er bei einem gesunden Vitamin-D-Status resorbieren würde (30 %).

Ohne ausreichend Vitamin D, das den Knochen hilft, Calcium zu resorbieren – das natürlich auch in ausreichender Menge zur Verfügung stehen muss – kann kein adäquater Knochenumbau stattfinden. Dieses Problem gilt in jeder Altersstufe. Bei Vitamin-D-Mangel sind die Knochen hauptsächlich durch drei Erkrankungen gefährdet: Osteoporose, Osteomalazie und, bei Kindern, Rachitis.

## Osteoporose

Die Knochenbildung hängt von mehreren komplizierten Prozessen ab. Ganz entscheidend ist die effiziente Calciumresorption aus der Nahrung. Calcium gelangt ins Blut und wird in den Knochen zu ihrer Kräftigung ähnlich wie „Zement" eingelagert. Bei Vitamin-D-Mangel erhalten die Knochen zu wenig Calcium, was den Knochenumbau beeinträchtigt. Es wird zu wenig neue Knochenmasse produziert, um die Knochenmasse zu ersetzen, die durch Parathormon bedingt abgebaut wird. Dadurch werden die Knochen löcherig, porös, spröde und schwach – eine als *Osteoporose* bekannte Erkrankung. Vitamin-D-Mangel kann Osteoporose verursachen und bestehende Osteoporose verschlimmern.

Zahlreiche Studien haben ergeben, dass selbst Menschen, die ausreichend Calcium zu sich nehmen, zu wenig Knochenmasse aufbauen und erhalten, wenn sie unter Vitamin-D-Mangel leiden.

Zu wenig Vitamin D beeinträchtigt die Knochen aber nicht erst im Alter. Wer in den Jahren, die zum Knochenaufbau besonders wichtig sind – also bis Ende 30 – nicht genügend Vitamin D bekommt, kann nicht ausreichend Knochenmasse aufbauen, um die Knochen kräftig zu erhalten, für die Zeit, in der mehr Knochen ab- als aufgebaut wird.

### Was versteht man unter Knochendichtemessung?
Die Knochendichtemessung ist eine besondere Art der Röntgenuntersuchung. Bei der Knochendichtemessung wird berechnet, wie viele Röntgenstrahlen absorbiert werden, wenn sie den Knochen durchdringen. Die Menge absorbierter Röntgenstrahlen zeigt dem Arzt die Dichte der untersuchten Knochen an. (**Dichte** bezieht sich auf die Calciummenge im Knochen). Knochendichtemessungen können an der Wirbelsäule, der Hüfte oder dem Handgelenk durchgeführt werden. Alle Bereiche liefern ähnliche Informationen, weil die Knochen im gesamten menschlichen Körper eine ähnliche Dichte und normalerweise überall denselben Knochenschwund aufweisen. Das Ergebnis einer Knochendichtemessung nennt man „t-Wert". Dabei wird berechnet, wie sehr sich die aktuelle Knochendichte von der eines gesunden jungen Menschen gleicher Rasse und gleichen Geschlechts unterscheidet. Ein Wert über −2,5 gehört in die Kategorie „Osteoporose".

Auch Männer bekommen Osteoporose. Ein viel größeres Risiko haben aber Frauen, die von Anfang an eine geringere Knochenmasse haben und tendenziell länger leben. Während der Menopause erleben sie zudem einen plötzlichen Östrogenabfall, der den Knochenschwund beschleunigt. Mit Beginn der Menopause können Frauen pro Jahr 3 bis 4 % ihrer Knochenmasse einbüßen. Besonders gefährdet sind schlanke zierliche Frauen. Auch Männer mit niedrigem Blutspiegel des männlichen Hormons Testosteron haben ein erhöhtes Risiko für Osteoporose. Der Arzt kann frühe Anzeichen der Osteoporose mit einer einfachen und schmerzfreien Knochendichtemessung herausfinden (Densitometrie).

Es überrascht nicht, dass bei Prädisposition für Vitamin-D-Mangel ein besonders hohes Risiko für die mit Vitamin-D-Mangel einhergehende Osteoporose besteht. Auf Seite 60 finden Sie Informationen darüber, wer ein besonders hohes Risiko für einen Mangel an diesem wichtigen Vitamin aufweist. Für den Zusammenhang zwischen Vitamin-D-Mangel und Osteoporose gibt es eine Ausnahme. Obgleich Menschen afrikanischer Abstammung, die in höheren Breitengraden leben, ein erhöhtes Risiko für Vitamin-D-Mangel aufweisen, da ihr Körper das Sonnenlicht nicht so leicht in Vitamin D umwandeln kann wie bei hellhäutigeren Rassen, scheinen sie *kein* höheres Risiko für

Osteoporose aufzuweisen, als hellhäutige Menschen. Das liegt daran, dass Menschen afrikanischer Abstammung mit 7 bis 9 % höherer Knochendichte beginnen als kaukasische Völker. Chronischer Vitamin-D-Mangel hebt diesen natürlichen Schutz mit der Zeit jedoch auf und führt auch bei Amerikanern afrikanischer Abstammung zu einem stärkeren Verlust an Knochendichte.

Ein Hinweis auf die Bedeutung von Vitamin D für die Knochendichte alter Menschen ergab sich aus einer Studie, die meine Kollegen und ich mit alten Einwohnern Maines durchführten. Dabei zeigte sich, dass diese im Herbst und Winter 3 bis 4 % Knochenschwund haben und die Knochenmasse in den Frühlings- und Sommermonaten wieder aufbauen.

Das größte Problem bei Osteoporose sind Knochenbrüche. Osteoporose ist pro Jahr für 1,5 Millionen Frakturen verantwortlich, meist Wirbelbrüche (diese verursachen den bei alten Frauen häufig sichtbaren Buckel), Frakturen von Unterarm, Handgelenk und Hüfte (häufig zu Invalidität führend und manchmal tödlich). Frakturen in Zusammenhang mit Osteoporose treten häufiger in den Wintermonaten auf, wenn die Knochendichte durch Vitamin-D-Mangel reduziert ist.

> **Wünschen Sie weitere Informationen?**
> Alle in diesem Buch genannten Studien wurden von einer Gruppe von Spitzenmedizinern geprüft und in anerkannten medizinischen Fachzeitschriften veröffentlicht. Am Ende des Buches finden Sie die Literaturhinweise. Wenn Sie genauere Informationen über die Beziehung zwischen Sonnenlicht, Vitamin D und der Gesundheit wünschen, schauen Sie sich die Website der National Library of Medicine MEDLINE unter www.ncbi.nlm.nih.gov/entrez/query.fcgi an und lesen Sie diese und weitere Studien durch.

Osteoporose wird auch als „stumme Bedrohung" bezeichnet, weil sie bis zum Zeitpunkt einer Fraktur frei von Symptomen und Schmerzen ist. Zahlreiche Studien haben gezeigt, dass Vitamin D – normalerweise in Verbindung mit Calcium – eine wirksame Behandlung zur Erhöhung der Knochendichte und Vorbeugung von Knochenbrüchen in Zusammenhang mit Osteoporose darstellt. Finnische Forscher haben herausgefunden, dass 341 ältere Menschen (überwiegend Frauen im Alter ab 75 Jahren), die Vitamin-D-Injektionen bekamen, weniger Frakturen erlitten als 458 Probanden, die keine Vitamin-D-Ergänzung erhielten. In einer französischen Studie mit 3.270 älteren Frauen gelang es, bei den Teilnehmern, die täglich 800 IE Vitamin-D-Ergänzung erhielten, Hüftfrakturen um 43 % zu senken, verglichen mit den Teilnehmern, die Placebo erhielten. Im Gebiet von Boston wurde eine Studie mit einer Gruppe durchgeführt, die ein geringeres Risiko aufwies. 391 Männer und Frauen im Alter ab 65 Jahren erhielten entweder 700 IE Vitamin-D-Ergänzung oder Placebo. Die Ergebnisse zeigten, dass die Teilnehmer mit Vitaminergänzung nur halb so viele Frakturen erlitten wie die Placebogruppe und eine signifikante Zunahme der Knochendichte erreichten.

## Osteomalazie

Ihre Knochen schmerzen, Ihre Muskeln fühlen sich schwach an und schmerzen ebenfalls? Dann leiden Sie möglicherweise an der mit Vitamin-D-Mangel zusammenhängenden Erkrankung *Osteomalazie*. Osteomalazie wird häufig als „Knochenerweichung" beschrieben. Dies ist etwas irreführend. Weiter oben wurde der ständige Knochenumbau beschrieben – der Abbau des alten Kollagengerüsts und der Aufbau neuer Substanz. Bei Osteomalazie härtet der Knochen in der Aufbauphase nicht ausreichend. Die verbreitetste Ursache für Osteomalazie ist Vitamin-D-Mangel.

Anders als bei Osteoporose, die häufig als „stumme" Erkrankung bezeichnet wird, weil sie bis zur ersten Fraktur symptomfrei bleibt, sind das Hauptmerkmal der Osteomalazie starke, unvermindert anhaltende und tief sitzende Knochenschmerzen. Diese Schmerzen treten in Armen, Beinen, Brust, Wirbelsäule und/oder Becken auf. Normalerweise reagieren die Knochen selbst durch nur leichten Druck des Arztes empfindlich. Die durch Osteomalazie verursachten Schmerzen sind das Ergebnis der ungehärteten Knochenmatrix, die gegen das Periost, die reich mit Nerven versorgte Knochenhülle drückt. Patienten mit Osteomalazie klagen häufig über Muskelschmerzen und Schwäche.

Osteomalazie-Patienten leiden während der Wintermonate stärker, da der Vitamin-D-Mangel in dieser Zeit ausgeprägter ist.

### Ist Ihre „Fibromyalgie" eigentlich eine Osteomalazie?

Muskelschmerzen, Schwächegefühle und ständige Müdigkeit. Kommt Ihnen das bekannt vor? Bei verschiedenen Erkrankungen mit unklaren Symptomen ist ein dramatischer Anstieg zu beobachten und noch gibt es keine bewährte Möglichkeit der Diagnose. Zu diesen Erkrankungen gehört die Fibromyalgie (gelegentlich auch bezeichnet als Fibrositis, chronisches Muskelschmerzsyndrom, psychogener Rheumatismus oder Schmerz durch erhöhte Muskelspannung). Noch vor zwanzig Jahren war die Fibromyalgie völlig unbekannt. Symptome der Fibromyalgie sind Muskelschmerzen und Schwäche. Findet der Arzt als Erklärung für diese unklaren Symptome des Muskel- und Knochenschmerz keine andere Erklärung, wird normalerweise die Diagnose Fibromyalgie gestellt. Die Diagnose lässt sich durch keinen spezifischen Test bestätigen, sie erfolgt im Ausschlussverfahren. Das heißt, wenn alles andere ausgeschlossen werden konnte, muss es Fibromyalgie sein.

In der Realität ist es aber so, dass viele Patienten, bei denen Fibromyalgie diagnostiziert wird, tatsächlich unter Osteomalazie leiden. Wenn ein Patient mit unklaren Symptomen von Knochenschmerzen und Muskelschwäche in die Praxis kommt, ist dem Arzt normalerweise nicht klar, dass dies auch Symptome von Vitamin-D-Mangel sein können. Daher wird der Vitamin-D-Status des Patienten nicht getestet. Wäre dies der Fall, würden die Ärzte entdecken, dass viele Patienten mit diesen Symptomen Vitamin-D-Mangel haben und weitere Tests im Hinblick auf die mit Vitamin-D-Mangel verbundene Osteomalazie durchführen. 40 bis 60 % der Patienten, die mit der Diagnose Fibromyalgie zu mir in die Klinik kommen, leiden tatsächlich unter Osteomalazie in Zusammenhang mit Vitamin-D-Mangel. Diese Patienten können mit Vitamin-D-Ergänzung, Sonnenlicht oder Solarium erfolgreich behandelt werden[1].

Eine Studie mit in Dänemark lebenden muslimischen Frauen, die unter Muskelschmerzen litten und Symptome der Fibromyalgie aufwiesen, ergab, dass 88 % an Vitamin-D-Mangel litten (Frauen aus diesem Kulturkreis bekommen sehr wenig Sonnenlicht, da sie viel Zeit zu Hause verbringen und beim Ausgehen verpflichtet sind, sich vollständig zu verhüllen).

Die mit Osteomalazie einhergehenden Schmerzen sind häufig stark und anhaltend. Folglich wirkt sich die Erkrankung negativ auf Alltagstätigkeiten und Schlaf aus. Auch eine zeitweilige Muskelschwäche gehört zum Beschwerdebild. Durch die Schmerzen erhöht sich das Sturzrisiko. Wer an unbehandelter Osteomalazie leidet, kann eine Schwächung der Knochen erfahren, die zu Knochenbrüchen insbesondere der unteren Wirbelsäule, der Hüfte und des Handgelenks prädisponiert.

Wie wird auf Osteomalazie getestet? Röntgenuntersuchungen und Knochendichtemessungen sind keine wirksamen Diagnosemittel, weil sie nicht zwischen Osteomalazie und Osteoporose unterscheiden können. Wenn ein Patient mit den charakteristischen Symptomen dieser Erkrankung zu mir kommt und er bei der körperlichen Untersuchung bei leichtem Druck Knochenschmerzen an Brustbein (Sternum), Schienbeinkante und Unterarmen zeigt, stelle ich die Diagnose Osteomalazie in Zusammenhang mit Vitamin-D-Mangel. Die Behandlung beginne ich mit einer intensiven oralen Vitamin-D-Gabe (achtwöchige Behandlung mit 50.000 IE Vitamin D einmal wöchentlich) sowie maßvoller Sonnenexposition im Frühling, Sommer und Herbst. Zur Bestätigung der Diagnose ordne ich einen Bluttest an. Dabei wird der Serumspiegel von *25-Vitamin D* bestimmt. Dieser ist ein genauer Gradmesser für den Vitamin-D-Status. Nach zwei Monaten wird das Blut erneut getestet, um sicherzugehen, dass der Vitamin-D-Mangel behoben wurde. Normalerweise wird die Krankheit durch diese Behandlung geheilt. Wenn nicht, verordne ich erneut orales Vitamin D einmal pro Woche über zwei Monate. Es können Monate oder Jahre bis zur Entwicklung einer Osteomalazie vergehen und häufig dauert die Heilung ebenso lange.

---

[1] Hier äußert der Autor seine persönliche Meinung, die auf der Basis seiner medizinischen Erfahrungen und Kenntnisse in den USA beruht.

## Rachitis (Osteomalazie im Kindesalter)

Beim Erwachsenen hat die Osteomalazie trotz häufig stärkster Schmerzen keine sichtbaren Symptome. Bei Kindern jedoch, deren Knochen noch wachsen, können sich unzureichend gehärtete Knochen unter dem Gewicht des Körpers biegen – eine Krankheit, die als Rachitis oder Osteomalazie im Kindesalter bekannt ist. Typische Anzeichen der Rachitis sind nach innen oder außen gebogene Beine oder eine eingesunkene Brust mit knopfförmigen Auftreibungen der Rippen. Die Knochenenden der Arme und Beine können breiter als normal sein. Zusätzlich zu diesen sichtbaren Deformationen leiden rachitische Kinder unter Knochenschmerzen und Muskelschwäche.

In Europa wurde Rachitis erstmals Mitte des 16. Jahrhunderts identifiziert und entwickelte sich während der Industriellen Revolution zu einem großen Problem. Damalige Ärzte waren bestürzt, bei jungen Stadtbewohnern verbreitet Knochendeformationen zu finden, die bei europäischen Landkindern und selbst bei den ärmsten Kindern in Asien und Afrika unbekannt waren. Der polnische Arzt Dr. Jedrzej Sniadecki stellte als Ursache der Rachitis Mangel an Sonnenlicht fest. Europäische Städte waren ein Labyrinth dunkler enger Gassen, in die die Sonne nicht vordringen konnte und der Himmel war durch starke Luftverschmutzungen mit Wolken verhangen. Viele Kinder waren damals auch gezwungen, den ganzen Tag in einer Fabrik zu arbeiten.

Erst in den 1920er Jahren wiesen die Ärzte Alfred Hess und Lester Unger auf der Grundlage von Dr. Sniadecki's Forschung nach, dass man Rachitis mit Sonnenlicht behandeln kann. Folglich wurden zahllose rachitische Kinder einfach mit Sonnenlicht geheilt. Das bekannte schwimmende Krankenhaus „Floating Hospital" in Boston war ursprünglich ein großes Schiff, das Kinder mit Vitamin-D-Mangel in den Hafen von Boston brachte, wo sie sich an Deck sonnen konnten.

Bis in die 1930er Jahre wurde Rachitis mit Sonnenlicht behandelt (man verwendete auch künstliches Sonnenlicht aus Quecksilberdampflampen). Als Wissenschaftler entdeckten, dass man Milch mit Vitamin D anreichern kann und Regierungen in Europa und Nordamerika die Anreicherung von Milch und anderen Lebensmitteln mit Vitamin D genehmigten, konnte die Rachitis ausgerottet werden. In den 1950er Jahren verursachte die unkontrollierte Anreicherung mit Vitamin D in England jedoch viele Fälle von Vitamin-D-Vergiftung bei Kleinkindern. Die europäischen Regierungen verabschiedeten daher Gesetze zum Verbot der Anreicherung von Milch mit Vitamin D. Die Folge war, dass Rachitis bei Kindern in überfüllten europäischen Städten wie London, Glasgow und Paris erneut zum signifikanten Gesundheitsproblem wurde.

Die USA schweben in der Gefahr, eine Rückkehr der Rachitis zu erleben. Sporadische Fälle treten bereits auf. Da die Krankheit so selten geworden ist und keine gesetzliche Meldepflicht besteht, liegen jedoch keine statistischen Daten vor. Hauptursache für das erneute Auftreten dieser Krankheit ist die zunehmende Zahl gestillter Kinder (Muttermilch enthält fast kein Vitamin D) und die zu geringe Exposition von Kleinkindern an das natürliche Sonnenlicht. Stillen ist für die Gesundheit des Kindes wichtig, ebenso wichtig ist aber eine zusätzliche Versorgung von Mutter und Kind mit Vitamin D.

Auch wenn die Inzidenz von Rachitis unter amerikanischen Kindern noch extrem niedrig ist, wird sie zunehmend zum Problem. Eltern müssen sich sehr sorgfältig um die Ernährung und den Lebensstil ihrer Kinder kümmern.

Die amerikanische Stiftung zur Rachitisbehandlung hat sich das Ziel gesetzt, bei Kindern einen angemessenen Vitamin-D-Spiegel zu gewährleisten. Zur Korrektur bereits eingetretener Deformationen des Skeletts können Stützkorsetts und sogar chirurgische Eingriffe erforderlich sein.

**Das habe ich von unserem Haus-Leguan gelernt**
Der Leguan der Familie Holick heißt Raptor. Er und andere Reptilien liefern uns interessante Einblicke in die Bedeutung der UVB-Strahlen für die Knochengesundheit. In der freien Natur nehmen Reptilien ständig Sonnenbäder, um ihre kaltblütigen Körper zu wärmen und Vitamin D zur Kräftigung ihrer Knochen zu produzieren. In Gefangenschaft wird es für die Reptilien schwierig, sich Sonnenlicht für die Gesundheit ihrer Knochen zu holen, weil sie in einem Terrarium leben. Junge Haus-Reptilien haben häufig Rachitis, Ältere leiden an Osteoporose. Selbst der kleinste Unfall – wie ein Sturz von einer Sitzstange – kann daher mit einem Knochenbruch enden. Röntgenuntersuchungen zeigen, dass viele Reptilien, die in Gefangenschaft leben, vielfache Frakturen aufweisen, die häufig zu ihrem Tod führen.
Verantwortungsbewussten und gut informierten Reptilienhaltern ist daher klar, wie wichtig es ist, in den Terrarien ihrer Lieblinge UVB-Lampen anzubringen. Dadurch wird den früher häufig bei Reptilien in Gefangenschaft beobachteten Frakturen wirksam vorgebeugt, da ihre Knochen viel kräftiger und dichter sind.
Dasselbe Phänomen erlebt der menschliche Körper bei unzureichender UVB-Exposition – eine Schwächung der Knochen, die zu unnötigen Frakturen führt.
Ich genieße ein gewisses Ansehen nicht nur wegen meiner Arbeit im Bereich Sonnenschein und menschliche Gesundheit, sondern auch wegen einiger Verbesserungen im Interesse der Gesundheit unserer vierbeinigen Mitbewohner auf der Erde. So bin ich an der Entwicklung von Beleuchtungssystemen für Reptilienterrarien beteiligt, die das natürliche Sonnenlicht nachahmen und berate das Personal des National Zoo's, des San Diego Zoo's und des Cleveland Zoo's, was für die Gesundheit der Reptilien getan werden kann.

## Vorbeugung von Knochenerkrankungen, die mit Vitamin-D-Mangel zusammenhängen

Die Vorbeugung von Knochenerkrankungen, die durch Vitamin-D-Mangel verursacht werden, ist ziemlich einfach. Um Rachitis zu verhindern, sorgen Sie bei Ihren Kindern für eine Ernährung, die viel Calcium und Vitamin D enthält und schicken sie regelmäßig eine gewisse Zeit ohne Sonnenschutz ins Freie. Wenn Ihr Kind kurz im Freien spielt, braucht es keine Sonnencreme. Nur wenn das Risiko von Sonnenbrand besteht, sollte Ihr Kind ein Breitbandspektrum-Sonnenschutzmittel mit hohem LSF benutzen. Auch körperliches Training in der Kindheit ist wichtig, da es die Knochendichte erhöht, die in fortgeschrittenem Alter so wichtig ist.

Auch als Erwachsene sollten Sie sich reich an Calcium und Vitamin D ernähren und körperlich aktiv sein. Besonders wirkungsvoll zum Aufbau kräftiger Knochen ist Krafttraining wie Gewichtheben. Vor allem aber sollen Sie unsere fantastische natürliche Vitamin-D-Quelle nutzen – die Sonne. Bei den meisten Menschen ist es ausreichend, an sonnigen Tagen Gesicht, Hände und Arme (oder Arme und Beine) einige Minuten von der Sonne bescheinen zu lassen. Die genaue Menge Sonnenlicht, die Sie benötigen, hängt von verschiedenen Faktoren ab wie Hauttyp, geographischer Lage des Wohnorts und davon, wie oft Sie in die Sonne kommen. In Kapitel 7 erfahren Sie, wie Sie Ihre individuell benötigte Menge Sonnenexposition bemessen können.

## Behandlung von Knochenerkrankungen, die mit Vitamin-D-Mangel zusammenhängen

Wenn Sie an einer Knochenkrankheit leiden, die durch Vitamin-D-Mangel verursacht ist, bedeutet dies, dass Ihr Vitamin-D-„Tank" leer ist und schnellstens aufgefüllt werden muss. Wenige Tage Sonnenexposition und frei verkäufliche Ergänzungstabletten sind normalerweise nicht ausreichend.

Diagnostiziere ich eine Knochenerkrankung bei einem Patienten, dessen Blutuntersuchung Vitamin-D-Mangel ergibt (weniger als 20 µg/l 25-Vitamin D im Blut; 1/50.000 Gramm in 1 g Blut – siehe Abbildung 4.1), verschreibe ich ein intensives Programm zur Wiederherstellung des Vitamin-D-Spiegels. Normalerweise besteht die achtwöchige Behandlung aus der Verabreichung von 50.000 IE Vitamin D pro Woche. Die Behandlung ist verschreibungspflichtig[1]. Selbst wenn der 25-Vitamin-D-Spiegel des Patienten rasch steigen wird, kann es mehrere Wochen oder Monate dauern, bis die Symptome des Vitamin-D-Mangels zurückgehen und viele Monate, bis sie verschwunden sind.

Sonnenexposition ist ebenfalls eine wirksame Möglichkeit zur Steigerung des Vitamin-D-Spiegels eines Patienten. Wenn sich die Haut bei einem Sonnenbad in Badebekleidung am Strand oder im Garten leicht rötet (MED), produziert der Körper eine Vitamin-D-Dosis zwischen 10.000 und 25.000 IE. Die leichte Rötung ist das Zeichen für einen leichten Sonnenbrand und ich rate jedem von Sonnenbrand ab. Wenn Sie jedoch *ein Viertel* der Zeit in der Sonne verbringen, die Sie bis zur Hautrötung an Sonnenexposition benötigen, so ist dies der sicherste Weg, den Vitamin-D-Spiegel zu erhöhen. Eine so bemessene Sonnenexposition dreimal pro Woche sorgt für eine wöchentliche Dosis Vitamin D, die 15.000 IE entspricht. Diese Menge Sonnenlicht ist normalerweise zur Korrektur von Vitamin-D-Mangel ausreichend. Wenn Sie tagsüber zur Arbeit gehen müssen, kann ein Besuch im Solarium denselben Effekt liefern.

---

[1] in Deutschland ist Vitamin-D-Behandlung/Substitution keine Kassenleistung

# Die Sonne: Eine wirksame Medizin

**Abbildung 4.1** — Beschriftungen des Holick-Barometers für den Vitamin-D-Status:

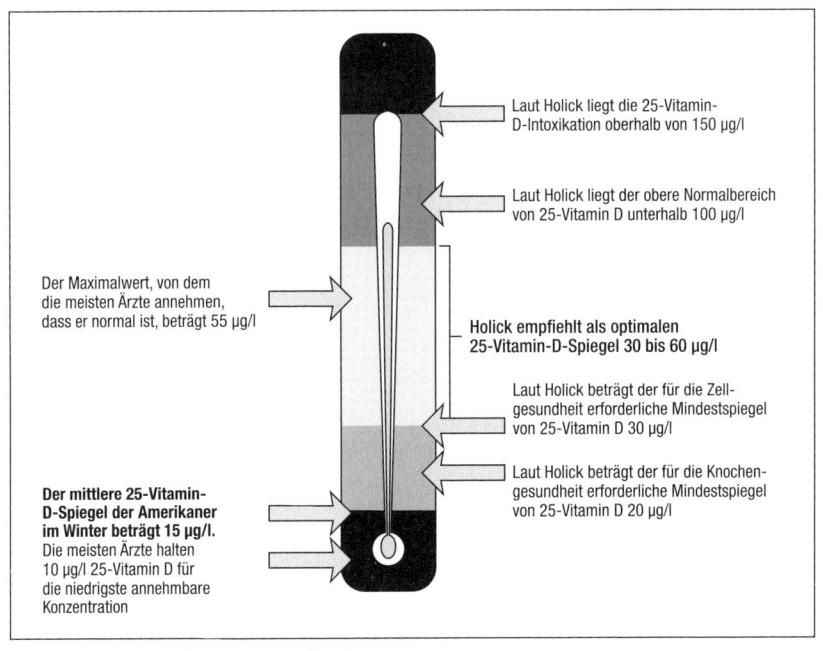

- Laut Holick liegt die 25-Vitamin-D-Intoxikation oberhalb von 150 µg/l
- Laut Holick liegt der obere Normalbereich von 25-Vitamin D unterhalb 100 µg/l
- Der Maximalwert, von dem die meisten Ärzte annehmen, dass er normal ist, beträgt 55 µg/l
- Holick empfiehlt als optimalen 25-Vitamin-D-Spiegel 30 bis 60 µg/l
- Laut Holick beträgt der für die Zellgesundheit erforderliche Mindestspiegel von 25-Vitamin D 30 µg/l
- Laut Holick beträgt der für die Knochengesundheit erforderliche Mindestspiegel von 25-Vitamin D 20 µg/l
- Der mittlere 25-Vitamin-D-Spiegel der Amerikaner im Winter beträgt 15 µg/l. Die meisten Ärzte halten 10 µg/l 25-Vitamin D für die niedrigste annehmbare Konzentration

Abbildung 4.1 Holick-Barometer für den Vitamin-D-Status

---

**Kurzer Blick auf die Holick-Formel für gefahrlose Sonnennutzung**

Die Holick-Formel für gefahrlose Sonnennutzung gibt an, wie viel Sonnenexposition Sie benötigen, um angemessene Vitamin-D-Spiegel aufrecht zu erhalten. So funktioniert es: Schätzen Sie ab, wie lange es dauern würde, bis Sie einen leichten Sonnenbrand bekommen (wann Ihre Haut sich leicht röten würde – bekannt als MED). Setzen Sie zwei- bis dreimal pro Woche Gesicht, Hände und Arme (oder Arme und Beine) 20 bis 25 % dieser kalkulierten Zeit der Sonne aus. Würde es beispielsweise 30 Minuten dauern, bis sich Ihre Haut in der Sonne leicht rötet (so lange würde es bei mir mittags an einem Sommertag am Strand von Cape Cod dauern), verbringen Sie zwei- bis dreimal pro Woche 6 bis 8 Minuten in der Sonne, bevor Sie eine Sonnencreme mit LSF 15 auftragen. Passen Sie die Berechnung immer der aktuellen Situation an. Wenn Sie beispielsweise vormittags um 10 Uhr oder nachmittags um 16 Uhr am Strand sind, hat die Sonne weniger Kraft und Sie können länger ohne Sonnenschutz sonnen (würde es Ihrer Schätzung nach eine Stunde dauern, bis die MED erreicht ist, können Sie etwa 15 Minuten ohne Sonnenschutz in der Sonne bleiben). Vergessen Sie nicht, dass ich niemandem zu einem leichten Sonnenbrand rate. Sie sollen die Zeit bis zur MED nur schätzen und anschließend berechnen, wie lange Sie gefahrlos in der Sonne bleiben dürfen.

Sonnenlicht und Zellgesundheit

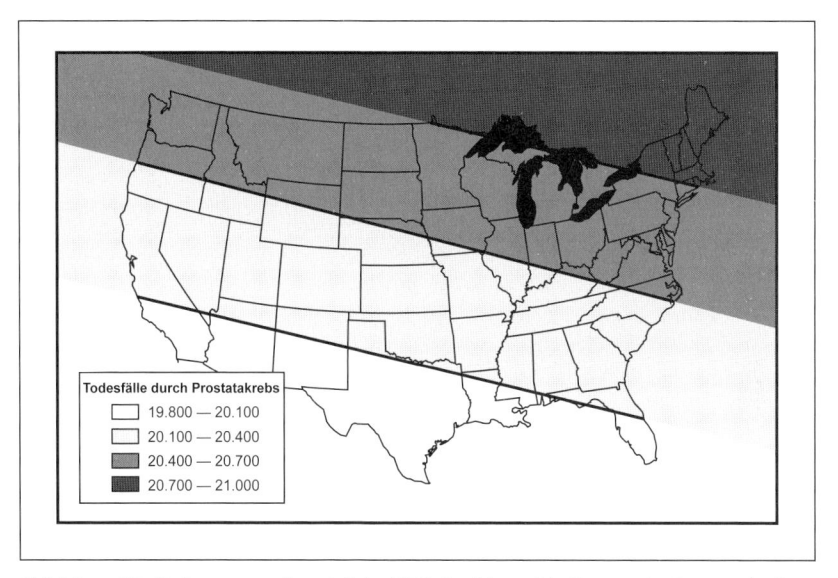

**Abbildung 4.2** Krebsraten und natürliche UVB-Strahlung. Die Karte zeigt Prostatakrebsraten in verschiedenen Regionen der USA. Laut Hanchette und Schwartz (1992) gilt: Je sonniger die Region, desto weniger Todesfälle durch Prostatakrebs. Diese Tendenz wurde auch in Analysen von Brust- und Darmkrebsraten festgestellt. (Quelle: National Cancer Institute).

## Sonnenlicht und Zellgesundheit

Seit langem ist den Ärzten klar, dass Sonnenmangel Knochenprobleme verursacht. Hingegen ist der Zusammenhang zwischen Sonnenschein und erhöhtem Risiko für verschiedene Erkrankungen der Zellen wie Krebserkrankungen innerer Organe, insbesondere Brust-, Darm- und Prostatakrebs erst seit relativ kurzer Zeit bekannt. Epidemiologen (Ärzte, die Ursache und Übertragung von Krankheiten innerhalb der Bevölkerungen untersuchen) entdecken immer häufiger, dass Menschen, die in sonnigeren Klimazonen leben, eine geringere Inzidenz für diese mit hoher Mortalität verbundenen Krankheiten aufweisen als Menschen in Klimabereichen mit begrenzten Mengen Sonnenlicht.

Einer der ersten Ärzte, der einen Zusammenhang zwischen der jährlichen Sonnenexposition eines Menschen und seinem Krankheitsrisiko herstellte, war Dr. Frank Apperly. In den frühen 1940er Jahren beobachtete er, dass Menschen, die in sonnigeren Klimazonen leben, ein niedrigeres Krebsrisiko haben als Menschen in Klimazonen mit weniger Sonnenschein (siehe Abbildung 4.2). Apperly analysierte daraufhin die Krebsstatistiken in Nordamerika und Kanada. Verglichen mit Städten auf Breitengraden zwischen 10° und 30°, war in Städten auf Breitengraden zwischen 30° und 40° die Sterblichkeitsrate durch Krebs durchschnittlich um 85 % höher, in Städten auf Breitengraden zwischen 40° und 50° durchschnittlich um 118 % höher und in Städten auf Breitengraden zwischen 50° und 60° um durchschnittlich 150 % höher.

Inzwischen wurden die Ergebnisse Apperlys durch zahlreiche Studien bestätigt. Eine 1990 in *Preventive Medicine* veröffentlichte Studie ergab, dass Frauen, die im sonnigeren Südwesten der USA lebten, ein nur halb so hohes Risiko hatten, an Brustkrebs zu sterben, wie Frauen in der weniger sonnigen Nordostregion des Landes. 1992 analysierte ein Artikel in *Preventive Medicine* das Ergebnis 50 Jahre epidemiologischer Krebsdaten und kam zu dem Schluss, dass längere Sonnenexposition die Anzahl von Todesfällen durch Brust- und Darmkrebs um 30.000 oder ein Drittel verringern würde. 2001 erschien in *Lancet* ein Artikel, der eine direkte Verbindung zwischen Sonnenexposition und niedrigeren Prostatakrebsraten herstellte. Die Studie zeigte, dass britische Bürger, die als Kinder Sonnenbrand hatten, die Ferien in sonnigen Ländern verbrachten und an Sonnenbaden gewöhnt waren, eine sehr viel geringere Wahrscheinlichkeit für Prostatakrebs hatten. Die Studie stellte auch fest, dass Männer, die viel Zeit in der Sonne verbrachten, Prostatakrebs erst später entwickelten als Männer mit geringer Sonnenexposition (durchschnittlich im Alter von 72,1 Jahren gegenüber 67,7 Jahren). Da Prostatakrebs sehr langsam wächst, ist es höchst bedeutsam, wenn der Patient bei der Diagnose bereits fünf Jahre älter ist.

Zwei wichtige, 2002 veröffentlichte Studien bestätigten den Zusammenhang zwischen Sonnenlicht und Krebsprävention. Ärzte vom National Cancer Institute berichteten, dass Menschen, die entweder im Freien arbeiteten oder in sonnigem Klima lebten, eine geringere Wahrscheinlichkeit für Brust- und Darmkrebs hatten. Sie stellten auch fest, dass das Risiko, an Eierstock- oder Prostatakrebs zu sterben, bei Menschen, die näher am Äquator lebten, niedriger war. Einen Monat zuvor beschrieb ein Forscher in der Zeitschrift *Cancer* den Einfluss des Sonnenlichts auf die Prävention einer Reihe von Krebserkrankungen des Reproduktions- und Verdauungssystems. Der Autor dieser Studie, Dr. William Grant, legte dar, dass Menschen in New England, verglichen mit Bewohnern des Südwestens, eine doppelt so hohe Wahrscheinlichkeit für Brust-, Eierstock-, Darm-, Prostata-, Blasen-, Gebärmutter- Speiseröhren-, Rektum- und Magenkrebs hatten. Anhand der verfügbaren Statistiken berechnete Grant, dass alleine im Jahr 2002 durch unzureichende Sonnenexposition bei Amerikanern 85.000 mehr Krebsfälle und 30.000 mehr Todesfälle zu erwarten waren, als hätte jeder in den USA die gleiche Sonnenexposition gehabt wie die Menschen im Südwesten. Ähnliche Beobachtungen wurden in Europa gemacht.

Nun mögen Sie fragen, wie es mit den höheren Raten an Melanom und Nicht-Melanom aussieht, die hypothetisch das Ergebnis dieser zusätzlichen Sonnenexposition wären? Grant errechnete die zusätzliche Anzahl von 3.000 Todesfällen durch Hautkrebs – eine tragisch hohe Zahl, aber bei weitem kleiner als die Anzahl Todesfälle durch *zu wenig Sonnenexposition*.

Einige Krebsarten sind stark an ein Geschlecht gebunden. Brustkrebs betrifft überwiegend Frauen und nur Männer können Prostatakrebs bekommen. Sowohl Brust- als auch Prostatakrebs werden durch Sonnenexposition stark beeinflusst.

## Brustkrebs

In den USA sterben jährlich etwa 50.000 Frauen an Brustkrebs. Damit ist Brustkrebs nach koronarer Herzerkrankung die zweithäufigste Todesursache bei Frauen. Für die über 180.000 Frauen, bei denen die Krankheit diagnostiziert wird, entstehen nicht nur körperliche, sondern auch emotionale Folgen. Durch Brustkrebs können schwerwiegende Probleme mit dem Selbstwertgefühl entstehen.

Im Mai 1999 wurde eine von Dr. Ester John durchgeführte Studie veröffentlicht – ein Meilenstein. Die Studie basierte auf der sehr sorgfältigen Analyse der Brustkrebsstatistiken der National Health and Nutrition Examination Survey. Die Ergebnisse liefern außerordentliche Einblicke in die Beziehung zwischen Sonnenexposition und Brustkrebs. Die Autoren schlossen definitiv, dass Sonnenexposition und Vitamin-D-reiche Ernährung das Brustkrebsrisiko signifikant senken.

Die John-Studie weist nach, dass alleine eine längere Sonnenexposition die Inzidenz und Todesrate von Brustkrebs in den USA um 35 bis 75 % senken könnte. Das würde eine Verringerung der Inzidenz neuer Fälle um 70.000 bis 150.000 pro Jahr bedeuten. Jährlich könnten 17.500 bis 37.500 Todesfälle verhindert werden. Vorsichtig geschätzt könnte längere Sonnenexposition die Zahl der Todesfälle um 100.000 neue Fälle von Brustkrebs und 27.500 Todesfälle durch diese Krankheit verringern. Bei einer Kombination von längerer Sonnenexposition mit Vitamin-D-reicher Ernährung oder Vitamin-D-Ergänzung, könnten die Zahlen folgendermaßen aussehen: 150.000 verhinderte Neuerkrankungen und 37.500 weniger Todesfälle. Auf der Grundlage dieser Studien schätzt Dr. Grant, dass in Europa mangelnde Sonnenexposition für etwa 25 % der Todesfälle durch Brustkrebs verantwortlich ist.

Schwer vorstellbar, welches Aufsehen die Erfindung eines Medikamentes mit vergleichbaren Ergebnissen erregen würde!

Wie aber sieht es mit den Hautkrebsraten aus? Würden sie als Ergebnis der längeren Sonnenexposition nicht ansteigen? Etwa 500 Frauen sterben pro Jahr an einem Nicht-Melanom. Nachdem die oben genannten Statistiken zeigen, dass 27.500 Frauen verfrüht wegen *zu geringer Sonnenexposition* sterben, wird klar, dass auf jede Frau, die wegen *zu langer Sonnenexposition* stirbt, 55 Frauen kommen, die wegen *zu geringer Sonnenexposition* sterben.

## Prostatakrebs

Nach Herzinfarkt und Lungenkrebs steht Prostatakrebs an dritter Stelle der Todesursachen bei Männern. Alleine in den USA fallen dieser Erkrankung jedes Jahr *über 50.000* Männer zum Opfer.

Jeder vierte Mann, der an Prostatakrebs erkrankt, stirbt auch daran. Prostatakrebs ist daher die Krebsform mit der höchsten Sterblichkeit. Zum Vergleich: Sie haben ein Risiko von 1:7 an einem Melanom zu sterben, von 1:800 an einem Nicht-Melanom zu sterben und von 1:2.600 an einem Basalzellkarzinom zu sterben, das bis zu 80 % aller Nicht-Melanome ausmacht. *Etwa 50.000* amerikanische Männer sterben jedes Jahr an Prostatakrebs – das ist mehr als das Zehnfache der Männer, die an einem Melanom sterben.

Männer fürchten den Prostatakrebs besonders deshalb, weil die operative Behandlung dieser Krebsform häufig zu Impotenz führt. Eine in der Augustausgabe 2001 in *Lancet* veröffentlichte Studie beweist, dass die Höhe des Risikos, Prostatakrebs zu entwickeln, in direktem Zusammenhang mit Sonnenexposition steht. Die Studie unterteilte die Teilnehmer in vier Gruppen, je nachdem, wie viel Sonnenlicht sie ausgesetzt waren. Die Gruppe der Studienteilnehmer mit der kürzesten Sonnenexposition hatte eine dreifach höhere Wahrscheinlichkeit, Prostatakrebs zu bekommen, als die Gruppe der Studienteilnehmer mit der längsten Sonnenexposition. Die Ergebnisse zeigen, dass die Teilnehmer mit der längsten Sonnenexposition ihr Prostatakrebsrisiko um 66 % verringerten. Die Teilnehmer in den Gruppen mit der zweit- und drittlängsten Sonnenexposition hatten ihr Risiko für Prostatakrebs, verglichen mit der Gruppe der kürzesten Sonnenexposition, ebenfalls noch signifikant verringert.

Nur etwa 600 Männer sterben jedes Jahr frühzeitig an einem Nicht-Melanom, aber 37.000 Männer sterben verfrüht an Prostatakrebs. Man kann daraus schließen, dass auf einen Mann, der wegen *zu langer* Sonnenexposition verfrüht stirbt, 55 bis 60 Männer kommen, die verfrüht durch *zu kurze* Sonnenexposition sterben. Selbst unter Mitberücksichtigung des Melanoms, für dessen Entstehung die Sonne nur einer von mehreren Risikofaktoren ist, sterben deutlich mehr Männer durch zu kurze als durch zu lange Sonneneinstrahlung. Das Verhältnis beträgt etwa 10:1.

## Darmkrebs

Die Krebserkrankung des Darms und seines benachbarten Bereichs, gelegentlich als Kolorektalkrebs bezeichnet, betrifft Männer wie Frauen. Ebenso wie Brust- und Prostatakrebs, wird Kolorektalkrebs sehr viel häufiger festgestellt als Hautkrebs und verläuft auch häufiger tödlich. Den Garland-Studien zufolge ist die Wahrscheinlichkeit, an Darmkrebs zu sterben, mit gesunden Konzentrationen von 25-Vitamin D im Blut (20 µg/l oder mehr) um ein Drittel niedriger.

---

**Hypertonie: Der stumme Killer**
Jeder vierte erwachsene Amerikaner – insgesamt 50 Millionen – leidet an Hypertonus, dessen Hauptmerkmal erhöhte Blutdruckwerte sind. Über die Hälfte der Amerikaner über 60 Jahren leidet an Hypertonie. Trotz dieser Prävalenz bleibt hoher Blutdruck häufig unbeachtet oder wird nicht diagnostiziert, weil er symptomfrei ist. Dabei ist Hypertonie aber einer der Hauptrisikofaktoren für Herzinfarkt und Schlaganfall, die an erster und dritter Stelle der Todesursachen in den USA stehen. Da Hypertonie eine heimtückische und tödliche Krankheit ist, wird sie gelegentlich als „stummer Killer" bezeichnet.

# Sonnenlicht und Organgesundheit

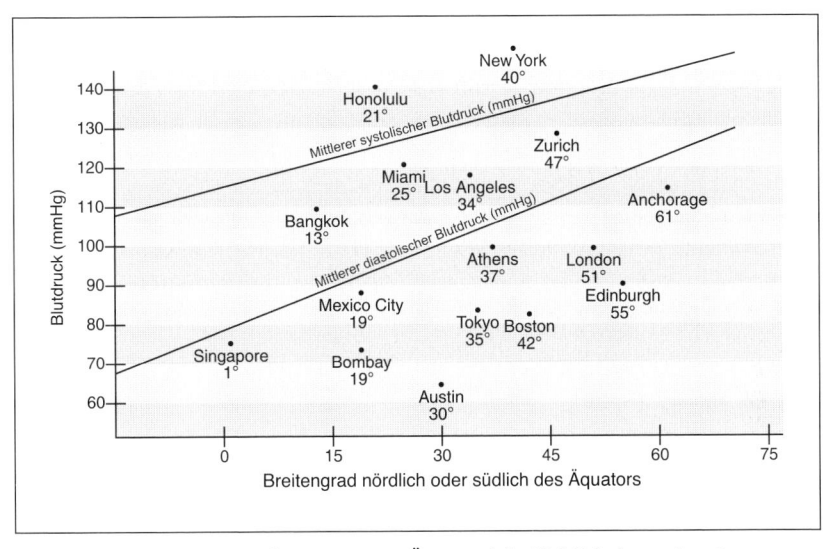

Abbildung 4.3 Je weiter entfernt man vom Äquator lebt (folglich: je weniger Sonne man zur Vitamin-D-Produktion nutzen kann), zu desto höheren Blutdruckwerten neigt man. (Quelle: Rostand)

## Sonnenlicht und Organgesundheit

Auf Herz- und Kreislauferkrankungen hat die Sonnenexposition einen ebenso erstaunlichen Effekt. Hoher Blutdruck, auch als Hypertonie bekannt, ist eine ernsthafte Erkrankung und die Hauptursache für Schlaganfall und Herzinfarkt. Wer in einem sonnigen Klimabereich lebt, hat zu bestimmten Jahreszeiten ein geringeres Risiko für Bluthochdruck als jemand in einem Klimabereich mit weniger Sonnenschein. Je weiter entfernt vom Äquator man lebt, desto höher wird der Blutdruck (siehe Abbildung 4.3). Die Menschen haben tendenziell im Sommer bessere Blutdruckwerte als im Winter, weil im Sommer mehr Sonnenlicht zur Verfügung steht. Hellhäutige Menschen haben bessere Blutdruckwerte als dunkelhäutige Menschen, wenn sie derselben Menge Sonnenlicht ausgesetzt sind (je dunkler die Haut, desto mehr Melanin enthält sie und desto schwieriger ist es folglich, aus dem verfügbaren Sonnenlicht Vitamin D zu bilden). Inzwischen ist erwiesen, dass Menschen, die in sonnigeren Klimabereichen leben, seltener an koronarer Herzerkrankung leiden. Auch Herzinsuffizienz hängt mit Vitamin-D-Mangel zusammen.

## Wissenschaftlich nachgewiesen: Vitamin D fördert die Zell- und Organgesundheit

Als die Epidemiologen weitere Faktoren, wie Ernährung, Sport, Alkohol- und Rauchgewohnheiten, als Erklärung für die bessere Zell- und Organgesundheit von Menschen, die in sonnigerem Klima leben, ausgeschlossen hatten, war die Forschung kurz davor, die Verbindung zwischen Sonnenlicht und vermindertem Risiko für bestimmte, verbreitete Krankheiten zu entdecken. Wir, die wir uns mit dem Vitamin D beschäftigten, waren sicher, dass es eine Verbindung zwischen diesem wichtigen Vitamin und guter Gesundheit geben musste. Es sollte sich zeigen, dass wir Recht hatten!

## Vitamin D und Zellgesundheit

Gegen Ende der 1980er Jahre war ich Mitglied einer kleinen, wachsenden Bewegung medizinischer Wissenschaftler, die davon überzeugt war, dass die aktive, von mir zehn Jahre zuvor entdeckte Form von Vitamin D, neben der Auswirkung auf die Knochengesundheit noch weitere Vorteile haben musste. Nach unserer Theorie war die Krebs- und Herzinfarktrate bei Menschen, die in sonnigerem Klima leben niedriger, weil alle Körperzellen von dem durch die Sonnenexposition produzierten Vitamin D profitieren. Einige Studien bestätigten dies auch, aber was war wirklich der Grund dafür?

Über diese Frage herrschte tiefe Uneinigkeit und ich lehnte es höflich ab, dass mein Name auf den veröffentlichten Studien auftauchte, selbst wenn mein Labor die Vitamin-D-Analyse für die Studie durchgeführt hatte. Meine Forschungskollegen hatten die Beziehung zwischen Sonnenlicht und Zellgesundheit erfolgreich nachgewiesen, aber ich glaubte, dass ihre Schlussfolgerung, warum Sonnenlicht und erhöhte Vitamin-D-Produktion der Zellgesundheit nutzen, nicht richtig sei. Ihrer Meinung nach profitierten alle Körperzellen auf die gleiche Art und Weise von Vitamin D wie die Knochen. Das hieße, je mehr Sonnenlicht der Körper erhält, desto mehr 25-Vitamin D zirkuliert im Blut und kann in der Niere in aktives Vitamin D umgewandelt werden. Dieser Theorie zufolge würde das aktive Vitamin D anschließend von der Niere in verschiedene Körperteile geschickt, um dort von den unterschiedlichen Zellgruppen genutzt zu werden (siehe Abbildung 1.2). Diese Theorie setzte voraus, dass die Niere umso mehr aktives Vitamin D produziert, je mehr Vitamin D man durch Sonnenlicht und Nahrung aufnimmt.

Ich glaubte etwas völlig Anderes. Meine Theorie galt als ketzerisch (und das wäre heute noch so, wenn meine Kollegen und ich sie nicht hätten beweisen können). Uns war klar, dass aktives Vitamin D einer der hochwirksamsten Inhibitoren abnormen Zellwachstums ist. Wir wussten aber auch, dass unabhängig davon, wie sehr man die Zufuhr an 25-Vitamin D im Körper eines Menschen durch Sonnenlicht und Ernährung steigert, die Niere keine größere Menge aktiven Vitamin D's daraus produziert.

# Sonnenlicht und Organgesundheit

Ich hielt es für ausgeschlossen, dass die sehr begrenzte Menge an aktivem Vitamin D, die von der Niere produziert wird, für alle Zellvorteile verantwortlich sein konnte, die man inzwischen identifiziert hatte. Meiner Meinung nach *musste es noch eine weitere Quelle für aktives Vitamin D geben.*

Meine Kollegen und ich vermuteten, dass die Körperzellen sich nicht nur auf die kärgliche Menge an aktivem Vitamin D aus der Niere verlassen müssen, weil sie alle ihren eigenen Enzymmechanismus besitzen, um 25-Vitamin D in aktives Vitamin D zu konvertieren (siehe Abbildung 1.3).

In einer 1998 veröffentlichten Studie konnten wir diese Theorie beweisen. Unsere Ergebnisse führten zu einer völlig neuen Sichtweise der Beziehung zwischen Vitamin D und Zell- und Organgesundheit in der Wissenschaft. In der Studie hatten wir Prostatakrebszellen 25-Vitamin D ausgesetzt, um zu sehen, was passiert. Diese Zellen reproduzierten sich bis zu diesem Zeitpunkt unkontrolliert, wie dies für Krebs typisch ist. Als wir die Prostatakrebszellen 25-Vitamin D aussetzten, wandelten sie die Substanz in aktives Vitamin D um, und die Zellen beendeten ihre chaotische Reproduktion. Wir hatten tatsächlich *bewiesen,* dass Prostatakrebszellen, genau wie die Niere, aktives Vitamin D herstellen können. Anders jedoch als das von der Niere produzierte aktive Vitamin D, das den Calciumstoffwechsel reguliert und die Knochengesundheit fördert, hatte das innerhalb der Prostata entstandene aktive Vitamin D die spezifische Aufgabe, für ein gesundes Zellwachstum zu sorgen. Dieses Ergebnis wurde durch nachfolgende Studien bestätigt. Zudem stellten meine Forschungsgruppe und andere Forscher in ähnlichen Studien fest, dass derselbe enzymatische Mechanismus zur Aktivierung von Vitamin D auch in den Darm- und Brustzellen vorhanden ist.

Die Folgen dieser Entdeckung sind umwerfend. Wir hatten wahrscheinlich die Erklärung dafür gefunden, warum Sonnenexposition die Krebsraten so tiefgreifend beeinflusst. Ist jemand länger dem Sonnenlicht ausgesetzt und produziert mehr Vitamin D, kann dieses in der Leber in 25-Vitamin D umgewandelt werden. 25-Vitamin D wiederum wird von Prostata, Darm, Eierstöcken, Brust und wahrscheinlich auch den meisten anderen Geweben aktiviert, um ungesundem Zellwachstum vorzubeugen. Je mehr produziert wird, desto gesünder sind diese krankheitsanfälligen Gewebe.

Nachdem wir also nicht nur auf das aktive Vitamin D aus der Niere angewiesen sind, ergeben sich völlig neue Perspektiven für die Krebsbehandlung mit wirksamen, neuen synthetischen Formen von aktivem Vitamin D. Inzwischen werden auch Studien beim Menschen durchgeführt (wir haben den Beweis mit Mäusen geführt) und es eröffnen sich ungeahnte Möglichkeiten.

## Vitamin D und Organgesundheit

Wie sieht es mit der kardiovaskulären Gesundheit aus? Inzwischen glauben die Wissenschaftler, dass unsere Arbeit, die wir mit aktivem Vitamin D geleistet haben, auch für solche Zellen von Bedeutung ist, die für die Gesundheit von Herz und Kreislauf wichtig sind, insbesondere die Blutgefäße, röhrenförmige Kanäle – Arterien und Venen – durch die das Blut durch den Körper zirkuliert. Verlieren die Blutgefäße ihre Elastizität und verengen sich, erhöht sich in ihnen der Druck und es kommt zu Bluthochdruck. Die Studie, die zeigt, dass in verschiedenen Körperzellen Vitamin-D-Rezeptoren vorhanden sind und dass diese Zellen Vitamin D aktivieren, veranlasste mich und weitere Wissenschaftler zu der Schlussfolgerung, dass es auch in den Zellen unserer Blutgefäße Vitamin-D-Rezeptoren geben muss. Durch Vitamin D werden die Blutgefäße entspannt und flexibler, weil die Wirkung des Renin-Angiotensinsystems nachlässt. Das Blut fließt ruhiger und übt weniger Druck auf die Wände der Blutgefäße aus.

Ich habe an mehreren Studien mitgewirkt, um die Effekte von UVB auf die Gesundheit des Herzens zu untersuchen. Meine Kollegen und ich stellten fest, dass durch regelmäßige UVB-Exposition der Patienten auf einer Sonnenbank ihr Blutdruck auf Normalwerte sinkt – anders gesagt, sie werden gesünder. Die bekannteste dieser Studien wurde in *Lancet* veröffentlicht. In dieser Studie zeigten wir, dass die UVB-Exposition von Patienten auf einer Sonnenbank dreimal wöchentlich für die Dauer von sechs Wochen das 25-Vitamin D im Blut um 162 % erhöhte und den diastolischen und den systolischen Blutdruck jeweils um 6 mmHg senkte. (Das ist etwa das gleiche Ergebnis, das bestimmte blutdrucksenkende Medikamente erreichen, aber ohne deren unangenehme Nebenwirkungen!). Woher wussten wir, dass die UVB-Strahlen für diese Änderung verantwortlich waren und nicht die warme und entspannende Umgebung? Wir ließen einer anderen Patientengruppe auf einer UVA-Sonnenbank dieselbe Behandlung zukommen und stellten weder beim Vitamin-D-Spiegel noch beim Blutdruck eine Änderung fest. Über die gesamten neun Monate, die wir die Patienten kontrollierten, blieb bei den Patienten, die weiter die UVB-Sonnenbank aufsuchten, der Blutdruck gesünder und niedriger. Bedenken Sie, dass Bluthochdruck eine der Haupt-Todesursachen in den USA und der übrigen industrialisierten Welt ist, weil er ursächlich für Herzinfarkt und Schlaganfall ist.

Meine Kollegen und ich untersuchten neben der Hypertonie noch weitere Bereiche der Herzgesundheit. Ich gehörte einem Forscherteam an, das eine Patientengruppe mit koronarer Herzkrankung dreimal pro Woche einen Monat lang UVB-Strahlen aussetzte, um die bahnbrechende Arbeit von Dr. Malte Bühring und Dr. Rolfdieter Krause zu bestätigen. Der mit dieser Behandlung erzielte Anstieg von 25-Vitamin D im Körper verbesserte die Herzgesundheit auf verschiedene Weise – die Herzkraft nahm zu (gemessen anhand der Pumpleistung) und die Herzbelastung nahm ab (gemessen anhand der Herzfrequenz in Ruhe und bei Belastung sowie anhand des Laktatspiegels). Unsere Studien und die Arbeiten anderer Forschungsteams zeigten, dass die Vorteile von UVB auf die Herzgesundheit mit denen eines körperlichen Trainingsprogramms vergleichbar sind. *In Kombination* mit physischer Fitness hat die UVB-Exposition äußerst günstige Ergebnisse erbracht.

Die Studienergebnisse zur Behandlung von Herz und Kreislauf mit UVB-Strahlen weisen nach, warum Menschen, die sich viel in der Sonne aufhalten, bessere Blutdruckwerte und eine bessere allgemeine Herzgesundheit aufweisen.

Was können *Sie* persönlich tun, um Krebs vorzubeugen und Herz und Kreislauf gesund zu erhalten? Natürlich gilt auch weiterhin, was man Ihnen bisher empfohlen hat: Rauchen Sie nicht, ernähren Sie sich gesund und seien Sie körperlich aktiv. Zusätzlich sollten Sie dafür sorgen, genügend Zeit in der Sonne zu verbringen, um angemessene 25-Vitamin-D-Werte zu erreichen.

Menschen mit chronischen Nierenerkrankungen haben ebenso ein hohes Risiko an Knochenerkrankungen, weil die Nieren der Ort sind, in denen das Sonnen-Vitamin-D in das hormonal aktive Vitamin D umgewandelt wird. Während der vielen Jahre, in denen ein Patient an chronischer Nierenerkrankung leidet, entwickelt er häufig ein „stilles" Vitamin-D-Defizit, welches von sekundären Komplikationen wie Hyperparathyroseidismus, Osteodystrophie oder Myopathie und Bluthochdruck gefolgt wird. Während der letzten 10 Jahre haben wir in Kooperation mit Dr. Bühring und Dr. Krause aus Berlin/Deutschland gezeigt, dass intermittierende künstliche UVB-Bestrahlung dem mit der chronischen Nierenkrankheit verbundenen Vitamin-D-Mangel effektiv vorbeugen oder ihn kurativ beseitigen kann mit nur minimalen Nebenwirkungen.

## Sonnenlicht und Autoimmunkrankheiten

Das Immunsystem schützt den Körper und verteidigt ihn gegen eindringende Mikroorganismen wie Viren und Bakterien. Hierzu produziert es Antikörper oder spezifische weiße Blutzellen, so genannte *sensibilisierte Lymphozyten*, um diese unwillkommenen Eindringlinge anzugreifen. Ein gut funktionierendes Immunsystem greift eigene Zellen nicht an, es reagiert nur auf die Bedrohung durch „Unbefugte". Läuft hingegen etwas schief, kann es zu einer Funktionsstörung des Immunsystems kommen, das den Antikörpern und sensibilisierten Lymphozyten signalisiert, sie sollten die eigenen Zellen angreifen. Dies geschieht normalerweise bei einer Schwächung des Immunsystems durch Medikamente, Bakterien oder Viren in Kombination mit einer genetischen Prädisposition für eine Autoimmunkrankheit.

Zu den häufigsten Erkrankungen in Zusammenhang mit dem Autoimmunsystem gehören Multiple Sklerose, Typ I-Diabetes mellitus, rheumatoide Arthritis und Schuppenflechte (allerdings ist strittig, ob Schuppenflechte tatsächlich eine Autoimmunkrankheit ist – ich glaube es nicht).

Seit einiger Zeit wissen die Epidemiologen, dass Autoimmunkrankheiten in Äquatornähe mit ganzjährig längerer Sonnenscheindauer seltener sind. Wie wir kürzlich entdeckten, könnte ein Hauptgrund dafür sein, dass die Immunzellen dank ihrer Vitamin-D-Rezeptoren (VDRs) von dem Vitamin D profitieren, das im Körper durch Sonnenexposition produziert wird. Wie bereits weiter oben in diesem Kapitel dargelegt, fördert Vitamin D auch andere Bereiche der Zellgesundheit, wodurch das Risiko einer unerwünschten Autoimmunreaktion sinkt. Daher ist Sonnenexposition eine wirksame Präventivmaßnahme gegen Autoimmunkrankheiten. Aus diesem Grund werden aktives Vitamin D und künstliche Formen dieser Substanz (bekannt als aktive Vitamin-

D-Analoga) zunehmend bei der Behandlung von Krankheiten mit Autoimmunkomponente getestet.

## Multiple Sklerose

Multiple Sklerose (MS) ist eine chronische, zur Invalidität führende Erkrankung von Gehirn und Rückenmark, die das Zentralnervensystem bilden. Bei MS schickt der Körper Immunzellen ins Gehirn und Rückenmark, was Nervenschädigungen in diesen Strukturen zur Folge hat. Schließlich entwickeln sich multiple Vernarbungen (Sklerosen), die zu verlangsamter oder blockierter Muskelkoordination und -schwäche, Doppeltsehen und schließlich zum Verlust des Sehvermögens und anderer Nervenleistungen führen. Meist entwickelt sich MS im Alter zwischen 20 und 40 Jahren. Schätzungsweise 330.000 Amerikaner leiden an MS, weltweit schätzt man 2,5 Millionen MS-Patienten. Die Krankheit tritt bei Frauen doppelt so häufig auf wie bei Männern.

Es gibt bei MS eine gut nachgewiesene genetische Komponente – hatte ein Familienmitglied die Krankheit, ist die Wahrscheinlichkeit größer, ebenfalls daran zu erkranken. Etwa 20 % der MS-Patienten haben mindestens einen Verwandten, der ebenfalls betroffen ist. Direkte Verwandte von MS-Patienten, wie Kinder oder Geschwister, haben ein um das 20- bis 30fach erhöhtes Risiko, an MS zu erkranken.

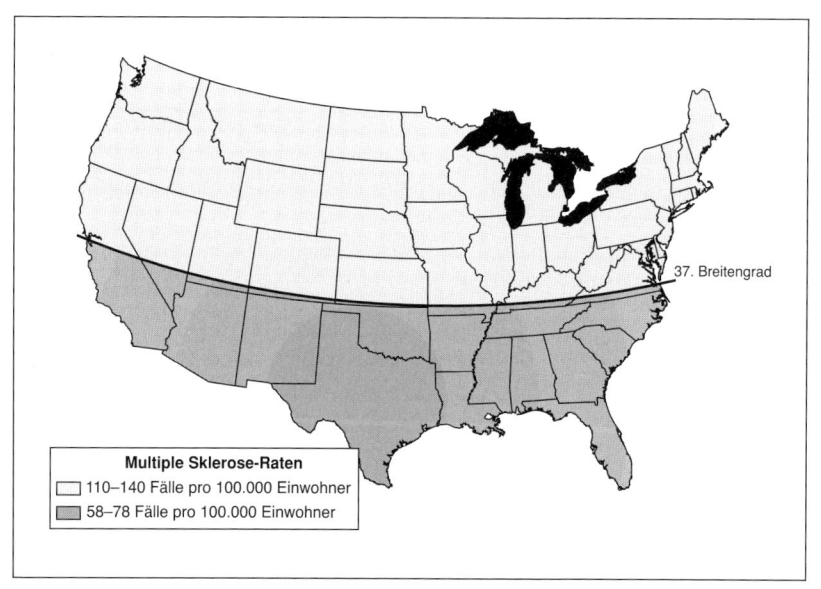

**Abbildung 4.4** Die Multiple Sklerose-Raten in den USA sind oberhalb des 37. Breitengrades höher.

Zwischen Sonnenexposition und MS besteht ebenfalls ein unbestrittener Zusammenhang. Verglichen mit den Tropen ist die Erkrankungswahrscheinlichkeit etwa fünfmal höher, wenn Sie in Nordamerika oder Europa leben. In den USA ist MS in Bundesstaaten oberhalb des 37. Breitengrades sehr viel prävalenter als in Bundesstaaten unterhalb dieses Breitengrades (siehe Abbildung 4.4). Von Ost nach West erstreckt sich der 37. Breitengrad von Newport News, Virginia bis Santa Cruz, Kalifornien und verläuft entlang der Nordgrenze von Arizona durch den größten Teil Kaliforniens. Die MS-Prävalenzrate für die Region unterhalb des 37. Breitengrades beträgt 57 bis 78 Fälle pro 100.000 Einwohner. Die Prävalenzrate oberhalb des 37. Breitengrades ist fast doppelt so hoch: 110 bis 140 Fälle pro 100.000 Einwohner. Des Rätsels Lösung ist die frühe Sonnenexposition – 15 Jahre scheint die Altersgrenze zu sein, bis zu der es für die Wahrscheinlichkeit, MS zu bekommen entscheidend ist, wo man aufwächst. Anders gesagt, wenn man in den Tropen aufgewachsen ist und mit 15 Jahren oder später in ein Land nördlicher Breitengrade umzieht, bleibt das MS-Risiko gering. Ist man umgekehrt in nördlichen Breitengraden aufgewachsen und zieht in die Tropen um, bleibt das MS-Risiko erhöht.

Zwar sinkt das MS-Risiko, wenn Menschen aus Nordeuropa mit keltischem Hauttyp in ein sonniges Klima umsiedeln, sie scheinen jedoch eine Prädisposition für MS zu haben, egal wo sie leben. Es könnte sein, dass diese Bevölkerungsgruppen dieses höhere MS-Risiko als Ergebnis des Sonnenmangels über viele Generationen hinweg aufweisen, weil sich ihr Immunsystem in bestimmten Fällen genetisch verändert hat. Wissenschaftler folgern aus epidemiologischen Studien, dass es wahrscheinlich mit dem Mangel an Vitamin D durch fehlendes Sonnenlicht zu tun hat, wenn im Immunsystem bestimmter Bevölkerungsgruppen, die in diesen nördlichen Breitenregionen leben, etwas schief läuft und das Nervensystem angegriffen wird. Eine Bestätigung dieser Theorie liefern Studien, die zeigen, dass Norweger, die in Küstennähe leben und sich Vitamin-D-reich ernähren, ein geringeres MS-Risiko haben als Norweger, die im Landesinneren leben. Beide Gruppen laufen Gefahr, nicht genügend natürliches Sonnenlicht zu bekommen, weil sie in hohen Breitengraden leben. Andererseits gibt es fast keine MS-Inzidenz unter den Eskimos, die in sehr hohen Breitenregionen leben. Dies wird auf ihre traditionell Vitamin-D-reiche Ernährung mit Leber vom Polarbären, Wal- und Robbenspeck sowie fettem Fisch zurückgeführt.

Wir wissen, dass die Immunzellen Vitamin-D-Rezeptoren besitzen. Werden diese Zellen einer angemessenen Menge aktiven Vitamin D's ausgesetzt, das teilweise durch die Immunzellen selbst hergestellt wird, erfüllen sie ihre eigentliche Aufgabe den Körper zu schützen, anstatt ihn anzugreifen. Eine Gruppe unter Leitung von Dr. Hector DeLuca wies anhand von Laborstudien nach, dass bei Mäusen die Vorbehandlung mit aktivem Vitamin D und der nachfolgende Versuch, die MS verursachende Autoimmunreaktion auszulösen, keine MS-Symptome zur Folge hatte. Der Grund war die Schutzwirkung des aktiven Vitamin D's.

Trotz der Hoffnung weckenden Möglichkeit, Vitamin D könnte der Schlüssel zur MS-Behandlung sein, ist es den Ärzten bisher leider nicht gelungen, eine Behandlung mit aktivem Vitamin D zu entwickeln, die das Fortschreiten der Krankheit beim Menschen verlangsamt oder aufhält (allerdings wird Vitamin D erfolgreich eingesetzt, um bei MS-Patienten einige durch Vitamin-D-Mangel hervorgerufene Muskel- und Knochenschmerzen zu behandeln). Ein Teil des Problems ist: Zum Zeitpunkt der MS-Diagnose ist es bereits zu spät, den Autoimmunprozess umzukehren, der die Nervenschäden verursacht. Die Forscher testen verschiedene Möglichkeiten, MS-Patienten hohe Dosen aktiven Vitamin D's zu verabreichen, die Ergebnisse waren bisher aber enttäuschend. Wir geben die Hoffnung nicht auf, eines Tages eine Methode entwickeln zu können, um MS mit aktivem Vitamin D zu behandeln und den weltweit Millionen Menschen zu helfen, die an dieser verheerenden Krankheit leiden.

Bis dahin kann man realistisch davon ausgehen, dass Sie Ihr eigenes und das Risiko Ihrer Kinder für MS senken können, indem Sie für eine ausreichende Sonnenexposition sorgen, um angemessene Vitamin-D-Spiegel aufzubauen oder eine Vitamin-D-Ergänzung einnehmen, um den täglichen Mindestbedarf zu decken (in Kapitel 7 finden Sie entsprechende Richtwerte). Dies ist besonders wichtig, wenn Sie in nördlichen Breitengraden aufwachsen oder aus Nordeuropa stammen.

## Typ I-Diabetes mellitus (= insulinabhängiger Diabetes mellitus)

Typ I-Diabetes mellitus ist eine chronische Krankheit, bei der die B-Inselzellen der Bauchspeicheldrüse, die für die Insulinproduktion verantwortlich sind, vom Immunsystem angegriffen und schließlich zerstört werden. Dieser Typ unterscheidet sich vom Typ II-Diabetes mellitus (oder Erwachsenen-Diabetes mellitus), der erst im Erwachsenenalter auftritt und keine Erkrankung des Immunsystems darstellt. Beim Typ I-Diabetes mellitus kann die Bauchspeicheldrüse zur Regulierung des Blutzuckerspiegels nicht genügend Insulin produzieren und stellt die Insulinproduktion schließlich ganz ein, weil alle B-Inselzellen zerstört wurden. Diese Erkrankung tritt praktisch nur im Kindesalter auf. Ist zu wenig Insulin vorhanden, sammelt sich im Blut Glukose an, anstatt in die Zellen einzudringen. Der Körper kann diese Glukose dann trotz hoher Konzentrationen im Blut nicht in Energie umwandeln. Dadurch entstehen Symptome wie übermäßiger Durst, häufiger Harndrang und Hungergefühl. Fünf bis zehn Jahre nach Ausbruch des Diabetes mellitus sind die B-Inselzellen zerstört und die Bauchspeicheldrüse ist nicht mehr in der Lage, Insulin zu produzieren. Zu den schweren Komplikationen im Endstadium der Krankheit gehören Erblindung, Nierenversagen, Hypertonie und Herzerkrankung. Die Durchblutung kann sich so sehr verschlechtern, dass Beingeschwüre nicht mehr abheilen und Amputationen von Fuß oder Bein nötig werden.

Menschen, die in sonnigem Klima leben, haben eine geringere Neigung zu Diabetes mellitus. Die Krankheit ist im Äquatorbereich sehr selten. Umgekehrt besteht in Regionen mit begrenzten Mengen Sonnenlicht eine höher Inzidenz für Diabetes mellitus. An Dezembertagen scheint im nördlichen Finnland nur zwei Stunden die Sonne – Finnland hat weltweit die höchste Inzidenz für Typ I-Diabetes mellitus.

Aktives Vitamin D kann helfen, dem Typ I-Diabetes mellitus vorzubeugen, indem es die B-Inselzellen widerstandsfähiger gegen Angriffe des Immunsystems macht und den Insulinausstoß dieser Zellen erhöht. Das Vitamin kann auch die Gesundheit des Immunsystems stärken. Dies verringert die Wahrscheinlichkeit einer Funktionsstörung, bei der in erster Linie die B-Inselzellen angegriffen werden. Obgleich epidemiologische Studien seit langem zu der Annahme Anlass gaben, dass durch Sonnenexposition gewonnenes Vitamin D gegen Diabetes mellitus immun macht, hat eine finnische Studie kürzlich die ärztliche Gemeinschaft erschüttert und bestätigt, was bereits viele von uns über die Verknüpfung zwischen Vitamin D und dieser Krankheit glaubten. Die Studie kontrollierte über 12.000 Babys, die im Jahr 1966 geboren wurden. Bei den Babys, die eine Vitamin-D-Ergänzung erhielten, war das Diabetes mellitus-Risiko um 80 % niedriger als bei den Babys ohne Vitamin-D-Ergänzung. Neuere Forschungsergebnisse zeigen, dass UVB-Strahlung eine Rolle bei der Vorbeugung des Typ II-Diabetes mellitus (oder Erwachsenen-Diabetes mellitus) spielen könnte, weil aktives Vitamin D die Insulinproduktion steigert.

Was bedeuten nun diese Informationen? Was können Sie tun, um Ihr eigenes Diabetes mellitus-Risiko und das Risiko Ihrer Kinder für Typ I-Diabetes mellitus zu verringern? Die Studien unterstreichen die Notwendigkeit, für eine ausreichende Sonnenexposition zu sorgen. Im Sommer sollen Ihre Kinder viel Zeit im Freien verbringen – nicht auf dem Sofa sitzen und fernsehen oder Videospiele spielen. In Kapitel 7 können Sie nachlesen, wie viel Sonne für eine optimale Vitamin-D-Versorgung erforderlich ist.

## Rheumatoide Arthritis

Rheumatoide Arthritis (RA) ist eine chronische entzündliche Erkrankung, die in erster Linie die Gelenke betrifft, sich aber auch auf andere Organsysteme erstrecken kann. Zwar können Patienten jeden Alters erkranken, normalerweise bricht die Krankheit aber im Alter zwischen 25 und 55 Jahren aus. Bei älteren Menschen tritt die Krankheit häufiger auf. Frauen sind fast dreimal so häufig betroffen wie Männer. Zwischen 1 und 2 % der Amerikaner leiden an RA. Fortschreiten und Schwere der Erkrankung sind individuell sehr unterschiedlich.

### Symptome der Rheumatoiden Arthritis
Die am häufigsten durch rheumatoide Arthritis betroffenen Körperpartien sind Handgelenke, Knie, Ellbogen, Finger, Zehen, Knöchel und Nacken. RA-Patienten klagen über beidseitige Gelenkschmerzen, Gelenksteifigkeit, Gelenküberwärmung und Gelenkschwellung. Nachfolgend einige weitere häufige Symptome, auf die zu achten ist:

- Müdigkeit
- Krankheitsgefühl
- Appetitverlust
- Leichtes Fieber
- Morgens Gelenksteifigkeit, die länger als eine Stunde anhält
- Gelenkverformungen an Händen und Füßen
- Rundliche, schmerzfreie Knötchen unter der Haut
- Gerötete oder entzündete Haut
- Augenreizungen mit Tränenfluss
- Gefühllosigkeit und/oder Kribbeln

Bei einem RA-Patienten greift das Immunsystem die Gelenkinnenhaut, die so genannte *Synovialis* an, die sich daraufhin entzündet. Handgelenke, Finger, Knie, Füße und Knöchel sind die am häufigsten betroffenen Gelenke. Der Prozess verläuft meist „bilateral", das heißt, beide Knie, beide Handgelenke usw. sind betroffen. Zu den Symptomen gehören Schmerzen, Schwellungen und Gelenksteifigkeit, die zu Gelenkverformungen führen kann. Diese Symptome unterscheiden die rheumatoide Arthritis von der Osteoarthritis, einer häufigeren und degenerativen „Verschleiß"-Arthritis.

RA kann mit sehr schweren Komplikationen verbunden sein wie Gelenkzerstörung, Herzversagen, Lungenerkrankung, Anämie, niedrigen oder hohen Thrombozytenzahlen, Augenerkrankung, Instabilität der Halswirbelsäule (Nacken), Neuropathie und Vaskulitis.

Möglichkeiten der RA-Vorbeugung sind nicht bekannt, das Fortschreiten der Erkrankung kann aber durch frühzeitige Diagnose und aggressive Behandlung verlangsamt werden. Derzeit konzentriert sich die Behandlung auf eine Reduzierung der Gelenkentzündung mit Entzündungshemmern oder Immunsuppressiva wie Prednison, Methotrexat und Enbrel.

Leider sind die meisten erfolgreichen medikamentösen Behandlungen mit schweren Nebenwirkungen behaftet, die von lebensbedrohlichen Magen-/Darmblutungen bis Osteoporose reichen. Durch die Unterdrückung des Immunsystems können auch Infektionen auftreten. Bis zur Entwicklung einer wirksamen Behandlung der RA ohne schwere Nebenwirkungen müssen noch viele Millionen Dollar in die Forschung gesteckt werden.

Die Wissenschaftler begannen in den 1940er Jahren mit Untersuchungen der Vitamin-D-Wirkung auf rheumatoide Arthritis. Wegen anfänglicher Überdosierungen mussten die Studien jedoch abgebrochen werden und erst in den 1990er Jahren erwachte erneutes Interesse daran. Wie kam es dazu? Wir verstehen inzwischen viel besser, welche Rolle aktives Vitamin D für die Zellgesundheit spielt. Zudem stehen uns sehr viel effizientere und sicherere Möglichkeiten zur Verabreichung der Vitamin-D-Behandlung zur Verfügung. Beide Entwicklungen lassen es sinnvoll erscheinen, Vitamin D für die RA-Behandlung erneut zu prüfen.

Vorstudien zeigen, dass Vitamin D die RA tatsächlich wirksam behandelt. Bei Mäusen mit RA, denen aktives Vitamin D verabreicht wurde, kam es zu einem Rückgang der für diese Immunerkrankung verantwortlichen Zellaktivität, was die Hoffnung aufkommen lässt, dass wir eines Tages in der Lage sein werden, RA mit Injektionen von aktivem Vitamin D oder oraler Verabreichung von Vitamin-D-Tabletten erfolgreich zu behandeln.

## Schuppenflechte (Psoriasis)

Schuppenflechte ist eine chronische Hautkrankheit, die dem Menschen seit Jahrtausenden bekannt ist (*Psoriasis* ist das altgriechische Wort für „Flechte"). Heute sind in den USA 5,5 Millionen Menschen, weltweit 50 Millionen Menschen davon betroffen. Die Krankheit befällt meist Erwachsene, die Symptome können sowohl physisch als auch psychisch äußerst quälend sein.

Typische Symptome der Schuppenflechte sind erhöhte, dicke rote Hautflecken, die mit silbernen Schuppen bedeckt sind. Diese unansehnlichen Flecken, die auch „Plaque" genannt werden, jucken normalerweise und können brennen. Schuppenflechte tritt normalerweise an den Ellbogen, Knien, der Kopfhaut, dem unteren Rücken, Gesicht, den Handflächen und Fußsohlen auf, kann aber die Haut des gesamten Körpers befallen. In Bereichen wie Knien und Ellbogen kann die Haut aufreißen. Die Krankheit befällt manchmal Fingernägel, Fußnägel und Mundschleimhaut. Etwa 15 % der Psoriasis-Patienten leiden an Gelenkentzündung, die eine häufig verstümmelnde Form der Arthritis hervorruft, die so genannte Arthropathia psoriatica.

In der Regel unterliegen die Hautzellen einem geordneten Wachstums-, Teilungs- und Regenerationsprozess. Bei der Schuppenflechte jedoch gerät die Zellproduktion außer Kontrolle, die Haut kann sich in nur vier Tagen „ersetzen" (Turnover), wozu normale Haut 28 Tage braucht. Dieser rasche Turnover in Verbindung mit der veränderten Reifung der Hautzellen führt zu den typischen Symptomen der Schuppenflechte.

Bereits lange bevor die Ärzte feststellten, dass Schuppenflechte von einer gezielten Vitamin-D-Behandlung profitiert, wussten die betroffenen Patienten, dass sich ihr Zustand durch Sonnenexposition besserte. Zu den Hausmitteln gegen Schuppenflechte gehörte schon immer das Sonnenbaden.

In den 1920er Jahren war der deutsche Arzt William Goeckermann einer der Ersten, dem ein medizinischer Durchbruch bei der Behandlung der Schuppenflechte mit UV-Strahlen gelang. Goeckermann stellte folgende Theorie auf: Nachdem das Sonnenlicht die Symptome der Schuppenflechte bessert, müsste eine höhere Intensität der Sonnenstrahlen auf der Haut eines Psoriasis-Patienten diese gesundheitsfördernde Wirkung der Sonne noch verstärken. Goeckermann trug auf die betroffenen Hautbereiche eine Lösung aus Steinkohlenteer auf und setzte die Bereiche anschließend dem Licht einer UV-Lampe aus. Der Steinkohlenteer verstärkte auch tatsächlich die

Wirkung der Sonnenbestrahlung und besserte die Symptome der Schuppenflechte deutlicher als die alleinige UV-Bestrahlung.

Noch heute nutzen viele Dermatologen bestimmte Versionen von Goeckermanns Psoriasisbehandlung, da sie Teer noch immer für den am stärksten für das Sonnenlicht sensibilisierenden Wirkstoff halten. Häufiger jedoch wird die schwere Schuppenflechte durch orale Medikamentengabe behandelt, wodurch die Haut des Patienten für das Sonnenlicht stark sensibilisiert wird. Anschließend erhält der Patient eine sorgfältig überwachte UVA-Bestrahlung in einer dermatologischen Klinik (die Behandlung wird als psorale UVA-Photochemotherapie oder PUVA bezeichnet). Im Lauf der Jahre hat sich gezeigt, dass über 30 Hauterkrankungen positiv auf die PUVA-Behandlung ansprechen. Die PUVA-Behandlung ist hochwirksam, für den Patienten jedoch ziemlich aufwändig, da er zwei- oder dreimal pro Woche in die Klinik kommen muss. Bei zu häufiger Behandlung verursacht die PUVA Nicht-Melanome, Melanome und Katarakte. PUVA gilt heute teilweise als veraltet.

Noch bis vor kurzem ruhte die Behandlung der Schuppenflechte auf der Prämisse, dass die Krankheit durch einen Defekt im Immunsystem beginnt. Ich glaube das nicht und begründete meine Ansicht in einem Leitartikel der Zeitschrift *Experimental Dermatology*. Meine Forschungsergebnisse zeigen, dass das Immunsystem zwar mit Sicherheit beteiligt ist, das Problem jedoch mit einem Defekt in den Hautzellen selbst beginnt. Dieser Defekt führt zu der unkontrollierten Reproduktion der Hautzellen. Erst nachdem die Hautzellen mit ihrer Überproduktion begonnen haben, wird das Autoimmunsystem alarmiert und greift ein, wodurch sich das Problem nur verschlimmert. Bei Schuppenflechte erfolgt also die Autoimmunreaktion *sekundär* auf das ursprüngliche Problem in den Hautzellen.

Bis vor kurzem sollte jede Psoriasisbehandlung das Autoimmunsystem unterdrücken. Damit wird aber nicht die Wurzel des Problems angegangen – ein Defekt in den Hautzellen, der sie zu unkontrollierter Reproduktion anregt – und darüber hinaus können auch ernste Nebenwirkungen auftreten. Medikamente zur Unterdrückung des Autoimmunsystems wie Cyclosporin, Prednison und Methotrexat können den Blutdruck erhöhen, Nieren und Leber schädigen und Osteoporose verursachen. Äußerlich angewendete Steroide hingegen lassen die Haut (manchmal irreversibel) dünner werden. Zudem führt die Unterdrückung des Autoimmunsystems häufig zu Infektionen und Hautkrebs.

Der neue „goldene Standard" für die Psoriasisbehandlung ist eine von mir entwickelte Therapie. Ich entdeckte, dass durch Applikation einer Salbe mit aktivem Vitamin D auf die betroffene Haut die Symptome der Schuppenflechte drastisch verringert werden konnten. Die Calcipotriene-Behandlung war die natürliche Weiterentwicklung der Forschung, die ich als graduierter Student mit der Entdeckung der aktiven Form von Vitamin D begonnen hatte, die dem Menschen so viele gesundheitliche Vorteile bringt. Diese Behandlung unterscheidet sich von allen vorherigen: Anstatt die Reaktion des Autoimmunsystems auf die Defekte der Hautzellen zu unterdrücken, korrigiert sie diese Defekte in den Hautzellen. Wir stellen hier im Boston University Medical Center unser eigenes aktives Vitamin D her und können es an Patienten testen. Das Produkt ist in den USA in synthetischer Form als Calcipotriene der Arzneimittelfirma Bristol Myers-Squibb unter dem Markennamen Dovonex im Handel. Die Patienten tragen die Salbe oder Creme sechs bis acht Wochen lang zweimal täglich auf und erreichen mehrheitlich innerhalb weniger Wochen mäßige bis gute Ergebnisse. Im Gegensatz zu anderen Behandlungsformen der Schuppenflechte ist Calcipotriene frei von ernsten Nebenwirkungen (auf empfindlichen Hautstellen können leichte Hautreizungen auftreten). Calcipotriene wird auch zusammen mit verschiedenen anderen, oral und äußerlich anzuwendenden Medikamenten verabreicht oder mit UVB-Strahlen der Sonne oder einer UV-Lampe kombiniert.

Kann Schuppenflechte auch nur mit Sonnenlicht behandelt werden? Sonnenlicht ist die Hauptquelle für Vitamin D und Patienten mit Schuppenflechte scheint es während der Sommermonate bei längerem Sonnenschein besser zu gehen. Wenn ich einen Patienten mit leichter Schuppenflechte sehe, der sich nie dem natürlichen Sonnenlicht aussetzt, rate ich ihm, mehr Zeit in der Sonne zu verbringen, um festzustellen, ob dies alleine bereits zur Behandlung der Symptome ausreicht. Ist diese Maßnahme erfolgreich, empfehle ich dem Patienten, während der weniger sonnigen Monate ein Solarium zu besuchen. Bessert sich der Zustand nicht, sollte der Patient einen Dermatologen aufsuchen, der Erfahrung in der Psoriasisbehandlung mit Calcipotriene hat.

Zusammen mit anderen Forschern stellten meine Kollegen und ich fest, dass die Haut über enzymatische Mechanismen verfügt, Vitamin D zu aktivieren, die Substanz, die ungesunder Zellreproduktion wie sie für die Psoriasis typisch ist, sehr wirksam vorbeugt.

## Die Zukunft der Vitamin-D-Behandlung

Seit etwa einem Jahrhundert kennen die Wissenschaftler den Zusammenhang zwischen Sonnenlicht und Knochengesundheit. Die Erkenntnis, dass auch zwischen Sonnenlicht und Zellgesundheit ein Zusammenhang besteht, ist hingegen noch recht neu. Zellen und Organe im gesamten Körper – wie Immunzellen, Darm-, Prostata-, Brust- und Hautzellen – haben die Fähigkeit, ihr eigenes aktives Vitamin D herzustellen, es zur Gesundheitsförderung zu nutzen und die Art abnormen Zellwachstums zu hemmen, die für Erkrankungen wie beispielsweise Krebs typisch ist.

Gegenwärtig suchen wir im Vitamin-D-Labor der Boston University Medical School nach Wegen, bereits ausgebrochene Krebserkrankungen von Brust, Darm und Prostata mit aktivem Vitamin D zu behandeln. Wir prüfen auch, ob die Vorbeugung von Vitamin-D-Mangel das Risiko vieler Krebsarten senken kann. Erste Daten sind vielversprechend und stützen meine Hypothese, dass Sonnenlicht unsere Gesundheit fördert. Wir haben bereits herausgefunden, dass wir bei Labortieren der Ausbreitung von Darmkrebs vorbeugen können, wenn die Tiere einen adäquaten Vitamin-D-Spiegel haben. Unser Ziel ist es nun, einen neuen Zugang zur Vorbeugung und Behandlung einiger Krebsarten zu finden. Sie werden künftig vermehrt über diese Studien hören.

Was können *Sie persönlich* tun, um die Fähigkeit Ihres Körpers, aktives Vitamin D zu produzieren, am besten zu nutzen? In Ihrer Hand liegt die Krankheitsvorbeugung. Es ist praktisch unmöglich, aus der Nahrung ausreichend Vitamin D zu beziehen. Wenn Sie für eine ausreichende Sonnenexposition und damit gesunde Vitamin-D-Spiegel Sorge tragen, haben Sie schon viel getan, um Ihr Risiko für verschiedene lebensbedrohliche Krankheiten zu senken. Spezielle Informationen darüber, wie viel Sonnenlicht Sie benötigen, um gesunde Vitamin-D-Spiegel zu erreichen und zu erhalten, finden Sie in Kapitel 7.

# Kapitel 5

# Bringen Sie Licht in Ihr Leben

## Wie das Sonnenlicht unser psychisches Wohlbefinden und unsere Schlafmuster beeinflusst

Kennen Sie dieses Gefühl, das nach einem Tag am Strand zurückbleibt? Sie fühlen sich topfit – glücklich, zufrieden und entspannt. Wir kennen die Lobpreisungen der Sonne und des durch sie hervorgerufenen Wohlbefindens aus zahllosen Gedichten und Liedern. Auch in der Werbebranche weiß man, welche positiven Saiten die Sonne in uns anschlägt und verwendet daher häufig Bilder von Menschen, die vor der aufgehenden Sonne ihren Kaffee genießen. „Die Sonne in der Flasche" lautet das Motto eines Orangensaftherstellers, der aus unserer angeborenen Sonnenanbetung bei der Vermarktung seines Produktes Kapital schlägt. Ein alter Hut: Der Mensch fühlt sich bei Sonnenschein besser.

Es gibt gute Gründe dafür, warum die Sonne unsere Lebensauffassung verbessert. Sonnenexposition stimuliert die Freisetzung von „Wohlfühl"-Substanzen im Körper wie Serotonin, Dopamin und β-Endorphin und beschert uns daher ein natürliches Hochgefühl. Zudem unterdrückt die Sonne Hormone wie Melatonin, die dafür verantwortlich sind, dass wir uns träge und „down" fühlen. Kein Wunder also, dass man sich nach einem Aufenthalt in der Sonne wohlfühlt!

Es gibt neue Hinweise darauf, dass der menschliche Körper diese Wohlfühlsubstanzen als Reaktion auf Sonnenlicht vielfältiger produziert als früher angenommen wurde. Bis vor kurzem glaubten die Wissenschaftler beispielsweise, nur das Gehirn produziere β-Endorphin – eine Substanz, die einen glücklich macht und belebt. Meine Kollegen und ich haben nun in unserem Labor nachgewiesen, dass die Haut ebenfalls β-Endorphine als Reaktion auf UVB-Exposition produziert. Diese β-Endorphine wiederum können über das Blut ins Gehirn gelangen. In einem Solarium, wo Sie einen Augenschutz tragen, der das Vordringen der Lichtsignale ins Gehirn und damit die Produktion von Serotonin und die Unterdrückung von Melatonin verhindert, empfinden Sie trotzdem dieses tiefe Wohlbehagen – Ihre Haut hat die β-Endorphine produziert, die für diese Belebung sorgen.

Die Sonne hat aber nicht nur einen kurzfristigen Einfluss auf unseren seelischen Zustand. Sie kontrolliert das biologische Tempo unseres Lebens fast vollständig – das tägliche Auf und Ab der Körpertemperatur, den Grad der Wachheit, die Schlafmuster, Hormonsekretionen und weitere biologische Grundfunktionen, beispielsweise wann wir essen und schlafen.

Die Veränderungen, denen wir tagtäglich unterliegen, sind als zirkadianer Rhythmus, als 24-Stundenrhythmus bekannt. Erst seit den letzten Jahren jedoch beginnen die Wissenschaftler zu verstehen, wie dieser Rhythmus unsere Fähigkeit zu denken und zu handeln, beeinflusst. Bis in die frühen 1980er Jahre glaubte man noch, der

Mensch habe sich bis zu einem Punkt entwickelt, an dem er seinen zirkadianen Rhythmus selbst steuert.

Wir wissen inzwischen aber, dass dieser 24-Stundenrhythmus durch die so genannte „innere Uhr" kontrolliert wird, die aufgrund des Sonnenlichts einem 24-Stundenplan folgt. Ohne die Signale durch Tageslicht und Dunkelheit würde sich unser Schlaf-/Wachmuster jeden Tag um eine Stunde nach vorne verschieben – oder „entgleisen" wie bei U-Boot-Besatzungen, Astronauten und allen Anderen, die ohne natürliches Tageslicht auskommen müssen.

### UV-Strahlen: Die Gute-Laune-Macher

Haben Sie jemals eine Sonnenbank oder eine andere künstliche Bräunungsquelle mit UVB-Strahlen genutzt? Dann haben Sie empfunden wie 10 Millionen Amerikaner, die wissen, welches Wohlbefinden sich nach UVB-Exposition durch die Sonne oder eine Sonnenbank einstellt. Vielfach wurde dieses gesteigerte Wohlbefinden – auch von Fachleuten – der Wärme zugeschrieben. Inzwischen wissen wir aber, dass dieses „schwer fassbare, warme" Gefühl, das man nach UV-Exposition empfindet, eine wissenschaftliche Grundlage besitzt. Als Reaktion auf die UV-Strahlung produziert das Gehirn Serotonin, die Haut β-Endorphin. Beide Wohlfühlsubstanzen sorgen für bessere Laune.

Die innere Uhr besteht aus einer kleinen Ansammlung von Zellen, dem so genannten *suprachiasmatischen Nucleus* (SCN), der sich in der Nähe des Gehirnzentrums befindet. Das Sonnenlicht trifft auf die Photorezeptoren in der Retina des Auges und dieses Signal wandert über den Sehnerv zum Hypothalamus, dem emotionalen Befehlszentrum des Gehirns, wo sich auch der SCN befindet. Der Hypothalamus beherbergt aber nicht nur den SCN, sondern ist auch für verschiedene unwillkürliche Funktionen verantwortlich, die unsere Stimmung kontrollieren. Eine der wichtigsten Aufgaben des Hypothalamus ist das Senden von Signalen zur Epiphyse (Zirbeldrüse). Wenn es draußen dunkel ist, setzt diese Drüse Melatonin frei, eine Substanz, die unser System verlangsamt und unseren Schlafimpuls weckt. Empfängt der SCN hingegen die Signale der Sonne, sendet er an die Epiphyse die Botschaft, die Melatoninproduktion einzustellen und mit der Produktion von Serotonin zu beginnen, das uns glücklich und munter macht.

**Welche Rolle spielt das Vitamin D?**
Wer sich länger in der Sonne aufhält, verbessert seinen zirkadianen Rhythmus und seinen Vitamin-D-Status. Lichttherapien mit hellem Licht, die heute im Zentrum der Behandlung von Störungen des zirkadianen Rhythmus' stehen, erhöhen die Vitamin-D-Konzentration im Blut hingegen nicht, da die Lichtkästen, mit denen behandelt wird, jegliche UVB-Strahlung herausfiltern. Umgekehrt konnte nicht nachgewiesen werden, dass Solarien, in denen man den Vitamin-D-Status verbessern kann, auch dem zirkadianen Rhythmus einen Vorteil bringen, weil man die Augen bedecken muss, um Augenentzündungen und Katarakten vorzubeugen. Solarien verbessern aber das seelische Befinden und zwar wahrscheinlich wegen der β-Endorphine, die als Reaktion auf die UVB-Exposition in der Haut gebildet werden.

Warum beeinflusst uns das Sonnenlicht so stark? Zur Zeit unserer Urahnen gab es nach Sonnenuntergang nicht mehr viel zu tun, es galt nur, einen günstigen Schlafplatz zu finden und sich für den nächsten Tag auszuruhen. Daher entwickelten wir uns physiologisch so, dass wir bei Dunkelheit „unseren Betrieb einstellten" und mit Sonnenaufgang wieder aktiv wurden. Der zirkadiane Rhythmus bezieht sich nicht nur auf den Wach- und Schlafzyklus – auch verschiedene andere psychische und physische Funktionen werden tiefgreifend von ihm beeinflusst.

Sie werden sich mit Ihrem zirkadianen Rhythmus noch nicht viel beschäftigt haben. Wahrscheinlich gehen Sie einfach davon aus, nachts zu schlafen und tagsüber wach und munter zu sein. Mag die Stimmung auch manchmal schwanken, Sie umschiffen mit ruhigem Kiel alle Untiefen und Strömungen des Lebens – auch wenn es gelegentlich stürmt. Es gibt sicher Tage, an denen Sie mit dem falschen Bein aufstehen, aber meist sind Sie gut gestimmt. Und? Das alles hat etwas mit Ihrem zirkadianen Rhythmus zu tun. Stimmen zirkadianer Rhythmus und Alltag bei Ihnen überein, stehen die Chancen gut, dass Ihre Stimmung positiv bleibt. Millionen Menschen leiden jedoch unter Funktionsstörungen des zirkadianen Rhythmus' und haben daher mit stimmungsabhängigen Problemen wie der saisonal bedingten Depression und weiteren Depressionsformen, dem prämenstruellen Syndrom und Schlafstörungen zu kämpfen. Vermutlich gehen Störungen des zirkadianen Rhythmus' auch mit physischen Erkrankungen wie Herzkrankheit und Magen-Darmstörungen einher.

Das zunehmende Wissen über die Bedeutung der Sonne für die Funktion unserer inneren Uhr erlaubt es der Wissenschaft heute, die meisten stimmungsabhängigen Krankheiten, die vom zirkadianen Rhythmus beeinflusst werden, durch die Nutzung künstlicher heller Lichtquellen erfolgreich zu behandeln. Die Botschaft klingt inzwischen vertraut: Das natürliche Sonnenlicht ist für die Gesundheit des Menschen ebenso wichtig wie Nahrung, Wasser und körperliche Aktivität.

## Saisonal bedingte Depression (SAD)

Wer in höheren Breitengraden lebt, kennt wahrscheinlich diese kleinen Veränderungen, die als Folge der kürzer werdenden Tage auftreten. Das reduzierte Licht – sowohl hinsichtlich der Intensität als auch der Dauer – sorgt durch den Winterschlafimpuls für gesteigerten Appetit und geringeren Antrieb. Die meisten kommen ganz gut damit zurecht, manche fühlen sich bei der Aussicht auf kalte Januartage und Wintersport sogar regelrecht angespornt.

Signifikant viele Menschen jedoch reagieren auf die veränderte Tageslänge so extrem empfindlich, dass es für sie in der heutigen Zeit zum Problem wird, ein normales Leben weiterzuführen. Im Winter signalisiert ihnen ihre innere Uhr, dass es Zeit für die Winterruhe ist, während das Leben eine Menge Anforderungen stellt: Hier ist ein Elternabend zu besuchen, da kommen die Spätnachrichten und die Kinder wollen ein Essen auf dem Tisch. Die meisten dieser Menschen finden es sehr schwierig, im Winter den alltäglichen Anforderungen des Lebens nachzukommen.

Man kennt dieses Syndrom seit Jahrtausenden. Bereits Hippokrates sprach zur Zeit der alten Griechen darüber. Am 16. Mai 1898 beschrieb der Arktisreisende Dr. Frederick Cook scharfsinnig die psychischen Veränderungen, die seine Mitforscher als Reaktion auf den Mangel an Sonnenlicht zeigten:

Der Winter und die Dunkelheit haben langsam aber beständig von uns Besitz ergriffen ... Von den Gesichtern meiner Begleiter kann ich unschwer ihre Gedanken und Stimmungen ablesen ... Der schwarze Vorhang, der über die Außenwelt eisiger Einsamkeit gefallen ist, hat sich auch über die Innenwelt unserer Seelen gesenkt. Um den Tisch ... sitzen die Männer traurig und niedergeschlagen, sie verlieren sich in melancholischen Träumen, aus denen hin und wieder der Eine oder Andere auftaucht und vergeblich Begeisterung vortäuscht. Kurzzeitig wird versucht, den Bann mit einem Witz zu brechen, der vielleicht schon zum 50. Mal erzählt wird. Andere bemühen sich, heiter zu wirken, aber alle Mühe, zuversichtlich zu erscheinen, schlägt fehl.

1984 wurde die Krankheit von Dr. Norman Rosenthal vom National Institute for Mental Health offiziell anerkannt und erhielt die Bezeichnung saisonal bedingte Depression oder SAD. Rosenthal wies nach, dass es sich um eine echte Krankheit handelte, indem er eine Personengruppe, die schwere Symptome einer „Winterdepression" zeigte, durch verschiedene Jahreszeiten begleitete. Akribisch genau zeigte er auf, wie sich ihre Symptome mit den kürzer werdenden Tagen verschlimmerten und wieder besserten, sobald die Tage länger wurden. Seit Rosenthals Maßstäbe setzender Studie haben viele weitere Forscher seine Ergebnisse bestätigt.

## Saisonal bedingte Depression (SAD)

**Symptome der SAD**
Frust oder Missstimmung ist nicht dasselbe wie SAD. Zu den Symptomen der schweren SAD gehören:
- Depression, die im Herbst oder Winter beginnt
- Energiemangel
- Nachlassendes Interesse an der Arbeit oder wichtigen Tätigkeiten
- Gesteigerter Appetit mit Gewichtszunahme
- Heißhunger auf Kohlenhydrate und Zucker
- Erhöhtes Schlafbedürfnis und übermäßige Schläfrigkeit am Tage
- Soziale Zurückgezogenheit
- Extreme „Abstürze" am Nachmittag mit verminderter Energie und Konzentrationsschwäche
- Nachlassendes sexuelles Interesse

Woran merken Sie, ob Sie an SAD leiden? Das typische Symptom der SAD ist der Beginn schwerer depressiver Empfindungen zu bestimmten Jahreszeiten. Die physische Aktivität nimmt ab. Sie fühlen sich lethargisch und vielleicht sogar richtig träge. Fast jede körperliche Tätigkeit wird Ihnen zuviel. Andererseits nimmt Ihr Appetit zu und Sie haben Anfälle von Heißhunger auf Kohlenhydrate und Zucker wie Stärkeprodukte, Kuchen und andere Süßigkeiten sowie Alkohol. Aus diesem Grund nehmen SAD-Patienten im Winter normalerweise zu. Die meisten Menschen, die an SAD leiden, schlafen viele Stunden – oder würden es zumindest gerne tun! Sie können das Interesse an Sex verlieren, werden reizbar und schlecht gelaunt und haben Probleme, klar zu denken und schnell zu reagieren. Dies kann zu Fehlern führen.

Epidemiologen schätzen, dass 2 bis 3 % der Amerikaner eine schwere SAD entwickeln und 7 % an einer leichteren Form dieser Krankheit leiden. Bei Frauen ist die Wahrscheinlichkeit für eine SAD viermal höher als bei Männern, das Durchschnittsalter des Krankheitsbeginns liegt bei 23 Jahren. Da die Wintertage in höheren Breitengraden kürzer werden, steigt das SAD-Risiko mit zunehmender Entfernung vom Äquator. Nur etwa 1,5 % der Bewohner Floridas erkranken an SAD gegenüber fast 10 % in New Hampshire.

Um die saisonal bedingte Depression zu beschreiben, hat man auch auf den Begriff „Holiday Blues" zurückgegriffen, weil in der nördlichen Hemisphäre SAD-Symptome häufig zu einer Zeit auftreten, wo die Vorbereitungen für Thanksgiving, Weihnachten und Silvester beginnen und die allgemeine Hochstimmung so gar nicht zur eigenen Niedergeschlagenheit passen will. Bevor Dr. Rosenthal seine Studie veröffentlichte, glaubte man vielfach, die Urlaubszeit selbst sei für die depressive Stimmung verantwortlich, wenn jemand ohne seine engsten Angehörigen auskommen muss oder sich vor einem großen Familientreffen gestresst fühlt.

Was genau geschieht nun bei Menschen, die eine SAD entwickeln? Weiter oben beschrieb ich, wie die Dunkelheit die Epiphyse dazu veranlasst, Melatonin freizusetzen, damit wir unser Tempo verlangsamen und Schlafen gehen. Der Winter hat auf die Physiologie mancher Menschen eine verheerende Wirkung, und im Gegensatz zu anderen sind SAD-Patienten nicht in der Lage, die Melatoninproduktion in ihrem System zu unterdrücken.

**So lässt sich Winterfrust eingrenzen**
Wenn Ihre Stimmung während der Wintermonate unweigerlich abrutscht, haben Sie keine saisonal bedingte Depression, sondern leiden an einer leichteren oder „subklinischen" Form dieser Krankheit, die umgangssprachlich als „Winterfrust" bezeichnet wird. In diesem Fall passen Sie sich einfach Ihren Stimmungen und Ihrer Energie an. Wenn Sie sich bereits gegen Ende des Sommers „down" fühlen, ergreifen Sie gleich folgende Präventivmaßnahmen:
- Setzen Sie sich möglichst viel dem natürlichen Sonnenlicht aus. An sonnigen Tagen sollten Sie möglichst viel Zeit im Freien verbringen.
- Wenn Sie tagsüber zu Hause sind, öffnen Sie die Vorhänge so weit wie möglich.
- Wenn Sie in einem Büro arbeiten, versuchen Sie, einen Arbeitsplatz in Fensternähe zu bekommen.
- Seien Sie körperlich aktiv und beginnen Sie vor allem mit körperlicher Aktivität, bevor sich die ersten Symptome zeigen.
- Versuchen Sie, sich eine Denkart zurechtzulegen, die es Ihnen ermöglicht, auch am Winter Freude zu empfinden. Sie können nicht verhindern, dass der Winter kommt, also arrangieren Sie sich so gut es geht mit der Situation.
- Planen Sie bereits vor Herbstbeginn einige Aktivitäten. Schreiben Sie diese auf eine Liste, um immer etwas zu haben, worauf Sie sich freuen können.

Wenn Sie das Gefühl haben, der dunklen Stimmung nicht Herr zu werden, sollten Sie sich weder schämen noch verkriechen. Sie sind damit keinesfalls alleine. Suchen Sie sich kompetente professionelle Hilfe. Was Sie in diesem Winter lernen, können Sie in allen folgenden anwenden.

SAD ist ein schweres depressives Syndrom mit klinischen Erscheinungen. Dank der Pionierarbeit von Ärzten wie Norman Rosenthal wurde sie inzwischen in die Standarddiagnosen der American Psychiatric Association, das *Diagnostic and Statistical Manual of Mental Disorders* aufgenommen. In der Vergangenheit wurde SAD mit starken Antidepressiva und sogar mit Schocktherapie behandelt. Die bei weitem wirksamste Behandlung der SAD wird aber mit Sonnenlicht oder künstlichem hellem Licht erreicht, das die Effekte des Sonnenlichts simuliert. Im Rahmen seiner Studie kündigte Norman Rosenthal einer großen Patientengruppe an, er werde sie hellem Licht aussetzen, was möglicherweise hilfreich sein würde. Die Hälfte der Patienten setzte er einem hochintensiven Licht aus, das dem Sonnenlicht zur Mittagszeit entsprach (zwischen

# Saisonal bedingte Depression (SAD)

5.000 und 10.000 Lux; Lux ist die Maßeinheit für Licht), die andere Hälfte einem Licht, das heller Beleuchtung im Haus entspricht (helle Bürolampen geben zwischen 500 und 700 Lux ab, nur so viel wie die Lichtintensität in der Morgen- oder Abenddämmerung). Die Patienten wussten nicht, welcher Lichtart sie zugeordnet waren. Fast alle SAD-Patienten, die in den Genuss der hochintensiven Lampen kamen, erlebten einen deutlichen Rückgang der Symptome, während die Gruppe, die mit geringer Lichtintensität behandelt wurde, keine Besserung feststellte. Diese Ergebnisse wurden in zahlreichen Studien bestätigt.

Heute ist die Behandlung mit hellem Licht, das von einem „Lichtkasten" ausgeht, die Behandlung der Wahl bei SAD. 80 % der Patienten profitieren davon. Wichtig ist, dass Sie einen qualifizierten Arzt haben, der Sie in der Nutzung des Lichtkastens schult, auch wenn Sie durch Ausprobieren und Irrtümer ebenfalls herausfinden können, was Ihnen gut tut. (Auf den Seiten 103–104 finden Sie weitere Angaben zu Lichtkästen).

Therapeuten lassen ihre SAD-Patienten normalerweise mit einer einzigen 10- bis 15-minütigen Sitzung pro Tag beginnen und erhöhen die Exposition schrittweise auf 30 bis 45 Minuten. Wenn Ihre Symptome anhalten oder sich verschlechtern, sobald die Tage kürzer werden, absolvieren Sie zwei Sitzungen pro Tag. Die Gesamtdauer der Exposition sollte auf 90 Minuten bis 2 Stunden begrenzt bleiben. Studien haben gezeigt, dass morgendliche Sitzungen mit hellem Licht bei SAD-Symptomen besser wirken.

Die *Clinical Practice Guidelines*, die vom US-Department of Health and Human Services herausgegeben werden, erkennen helles Licht als allgemein akzeptierte Behandlung von SAD an. In den seltenen Fällen jedoch, die durch Lichtbehandlung keine Besserung erfahren, können zusammen mit der Lichttherapie Antidepressiva verschrieben werden.

---

**Nehmen Sie Depressionssymptome ernst**

Nur weil Ihre Depressionssymptome lediglich zu bestimmten Jahreszeiten auftreten, bedeutet dies nicht, dass sie nur in Ihrer Einbildung existieren. Symptome einer Depression – ob nun saisonal bedingt oder nicht – müssen immer sehr ernst genommen werden. Die richtige Diagnose und Behandlung sind äußerst wichtig. Wenn Sie unter anhaltender Traurigkeit leiden, die länger als 2 Wochen anhält und von Schlafproblemen, geändertem Appetit, Konzentrationsschwäche und Energieverlust begleitet wird, sollten Sie sich professionelle Hilfe suchen. Dies gilt in besonderem Maße, wenn Sie Suizid- oder Selbstverletzungsgedanken hegen. Sollten Sie Ihren Hausarzt nicht erreichen können, gibt es viele gemeinnützige Organisationen, die über telefonische Hotlines Soforthilfe anbieten. Ist kein solcher Hilfsdienst in Ihrer Nähe, wenden Sie sich an die nächste Notfallstation. Vergessen Sie nicht: Es gibt eine geprüfte und bewährte Methode, die Ihnen helfen kann!

Berücksichtigen Sie, dass die Lichtkästen, die zur Behandlung der SAD genutzt werden, *keine* UV-Lampen sind, Sie werden davon also nicht braun und auch Ihr Vitamin-D-Spiegel steigt nicht.

Normalerweise bessern sich die Symptome der SAD bereits nach wenigen Tagen Lichtbehandlung. Die besten Ergebnisse erreichen Patienten, die nach einem konsequenten Plan vorgehen, der im Herbst oder Winter beginnt und bis ins Frühjahr reicht. Ein verbreiteter Fehler ist es, die Behandlung zu unterbrechen, sobald man sich besser fühlt. In diesen Fällen kehren die Symptome zurück. Diese Tatsache untermauert die Notwendigkeit, die Behandlung während der gesamten Wintermonate weiterzuführen.

## Nicht saisonal bedingte Depression

Es gibt verschiedene Schweregrade der nicht saisonal bedingten Depression.

- Die leichte Depression, auch als „Blues" bezeichnet, kann durch ein trauriges Ereignis wie eine Scheidung oder den Tod eines Angehörigen hervorgerufen werden und ist gekennzeichnet durch Gefühle von Trauer, Schwermut oder Leere, manchmal begleitet von Lethargie.
- Von einer chronischen leichten Depression oder *Dysthymie* spricht man, wenn eine überwiegend deprimierte Stimmung über zwei Jahre lang anhält. Sie wird begleitet von Veränderungen der Energie, des Appetits oder Schlafs sowie geringem Selbstwertgefühl und Hoffnungslosigkeit.
- Die schwere Depression beinhaltet ein starkes, anhaltendes Stimmungstief und den Verlust von Interesse und Freude an den täglichen Aktivitäten, begleitet von Energieschwund, Schlafstörungen und Appetitänderungen sowie Schuld- und Hoffnungslosigkeitsgefühlen. Diese Gefühle müssen mindestens zwei Wochen anhalten, als starke Belastung empfunden werden und so schwer sein, dass sie das „gute Funktionieren" des Betroffenen beeinträchtigen. Eine sehr schwere Depression kann von psychotischen Symptomen oder Suizidgedanken bzw. -handlungen begleitet werden.

Bis vor kurzem haben nur wenige Studien die Wirkung von hellem Licht auf nicht saisonal bedingte Depression untersucht. Der Erfolg der Lichtbehandlung bei saisonal bedingter Depression hat jedoch zahlreiche Forscher veranlasst zu prüfen, ob diese Therapie auch bei nicht saisonal bedingter Depression wirksam sein könnte. Die Ergebnisse waren äußerst ermutigend.

Mehrere Studien ergaben, dass die alleinige Lichtbehandlung die Symptome der nicht saisonal bedingten Depression ebenso wirksam reduzierte wie Antidepressiva. In einer Studie war bereits eine einzige Stunde Lichtbehandlung so wirksam wie eine mehrwöchige Standardbehandlung der Depression. Die signifikantesten Arbeiten in diesem Bereich werden an der University of California in San Diego und an der Wiener Universität in Österreich geleistet. Forscher beider Institutionen haben herausgefunden, dass die Kombination von Lichtbehandlung und Antidepressiva die Depressionssymptome äußerst erfolgreich bessert.

Eine Grundkomponente der modernsten und erfolgreichsten Behandlung nicht saisonal bedingter Depressionen ist die Therapie mit hellem Licht. Diese Therapieform ist dreigegliedert in Lichtexposition, antidepressive Medikation und „Wachtherapie". Bei der Wachtherapie stehen die Patienten in der ersten Nacht, in der das Behandlungsprogramm beginnt, mitten in der Nacht auf und bleiben bis zu ihrer ersten Lichtbehandlung wach, die etwa zur Frühstückszeit stattfindet (die Patienten haben bereits mit der Einnahme der Antidepressiva begonnen, die Wirkung der Medikamente hat also bereits eingesetzt). Wachtherapie scheint die Wirksamkeit der Lichtbehandlung zu verstärken. Das könnte an der schnell einsetzenden Unterdrückung der Melatoninproduktion und der Steigerung der Serotoninproduktion liegen. Bei 27 % der Patienten, die sich dieser dreigegliederten Behandlung ihrer Depression unterzogen, besserten sich die Symptome innerhalb einer Woche.

Der Erfolg der Lichttherapie bei der Behandlung depressiver Störungen hat die Ärzte dazu angeregt, diese Therapie auch zur Behandlung von Krankheiten wie Bulimie, chronischem Erschöpfungssyndrom, Schwangerschafts- und Wochenbettdepression, Alkoholentzugssyndrom, Depression des Jugendlichen, Jet-Lag und bestimmten Formen von Geisteskrankheiten einzusetzen.

**So lässt sich die Stimmung vor und nach der Lichtbehandlung bewerten**
Kein Gerät kann eine Depression messen. Wie können Ärzte also die Wirksamkeit einer Depressionsbehandlung wie der Lichttherapie beurteilen?
Anhand der „Depression Rating Scales" beurteilen die Wissenschaftler, wie sich depressive Patienten vor und nach der Behandlung fühlen. Sie befragen die Patienten und bitten sie, eine Bewertung über Gefühle wie Trauer, Schuld, Appetitlosigkeit und Suizidgefahr abzugeben. Die Punkte werden zusammengezählt und ergeben den Gesamtwert der Depression. Nach der Behandlung werden dieselben Fragen gestellt. Ist der Wert gleich geblieben oder sogar gestiegen, schließen die Ärzte daraus, dass die Behandlung unwirksam war oder den Zustand des Patienten sogar verschlechtert hat. Ist der Wert jedoch gesunken, war die Behandlung erfolgreich.

# Prämenstruelles Syndrom (PMS)

Das prämenstruelle Syndrom (PMS) bezieht sich auf eine Symptomgruppe, die regelmäßig in Verbindung mit der Monatsblutung der Frau auftritt. Die Symptome setzen etwa fünf bis elf Tage vor Beginn der Periode ein und hören mit Einsetzen der Periode auf.

Die meisten Frauen machen im Lauf ihrer gebärfähigen Jahre in irgendeiner Form Bekanntschaft mit dem PMS. Bei 30 bis 40 % der Frauen sind die PMS-Symptome immerhin so stark, dass sie den Alltag beeinträchtigen, 10 % leiden unter so schweren Symptomen, dass sie arbeitsunfähig sind.

Das PMS ist für die betroffenen Frauen äußerst unangenehm und kann die Beziehung zu Freunden, Familie und Kollegen schwer belasten.

Die Inzidenz für PMS ist bei Frauen zwischen Ende 20 und Anfang 40 höher, ebenso bei Frauen, die mindestens ein Kind haben, oder bei denen schwere depressive Erkrankungen in der Familie vorkommen sowie bei Frauen, die bereits an einer Wochenbettdepression oder einer saisonal bedingten Depression wie der SAD gelitten haben.

Früher ging man davon aus, dass die Symptome des PMS durch Hormonschwankungen verursacht werden, die im Laufe des Menstruationszyklus auftreten. Inzwischen weiß man, dass das PMS das Ergebnis von Serotoninmangel ist – einer chemischen Substanz, die als Botschafter zwischen den Nerven fungiert und uns ruhig, glücklich und munter macht. Kurz vor Einsetzen der Periode fallen die Serotoninkonzentrationen der Frau ab und steigen wieder an, sobald die Periode eingesetzt hat. Bei Frauen, die naturbedingt einen niedrigen Serotoninspiegel aufweisen, werden wahrscheinlich Symptome des PMS auftreten, da die Serotoninspiegel unter die Konzentration absinken, die für den Erhalt der psychischen Gesundheit erforderlich ist.

Verschiedene Forscher haben nachgewiesen, dass das PMS auf Lichtbehandlung gut anspricht. Die Erklärung, warum helles Licht die Symptome des PMS reduziert, ist ganz einfach: Der Serotoninspiegel im Körper steigt als Reaktion auf helles Licht an. Eine der wichtigsten neuen Studien darüber, wie helles Licht zur Behandlung des PMS genutzt werden kann, wurde von Dr. D.J. Anderson durchgeführt und im *Journal of Obstetrics and Gynaecology* veröffentlicht. Dr. Anderson untersuchte in einer sechsmonatigen Studie eine Gruppe von 20 Frauen, die bereits mit verschiedenen anderen Methoden erfolglos versucht hatten, ihre starken und anhaltenden Probleme mit dem PMS zu behandeln. Die Frauen wurden für die Dauer von vier aufeinanderfolgenden Menstruationszyklen täglich 15–29 Minuten hellem Licht ausgesetzt. Am Ende der Studie stellten Dr. Anderson und seine Kollegen fest, dass die Behandlung mit hellem Licht die Stärke von PMS-Symptomen wie Depression, innere Unruhe, Reizbarkeit, Konzentrationsmangel, Müdigkeit, Heißhunger, Völlegefühl und Brustspannung um 76 % reduziert hatte.

Wenn Sie unter einem schweren PMS leiden, suchen Sie einen Arzt auf und bitten Sie um die Überweisung zu einer Lichtbehandlung.

---

**Symptome des Prämenstruellen Syndroms**
Wenn mindestens fünf der nachfolgend genannten Symptome im Rahmen Ihres Menstruationszyklus auftreten, leiden Sie an einem PMS:
- Gefühl von Trauer und Hoffnungslosigkeit, möglicherweise Suizidgedanken
- Spannungs- oder Unruhegefühl
- Stimmungsschwankungen mit Neigung zu Tränenausbrüchen

- Anhaltende Reizbarkeit oder Wut, unter der andere zu leiden haben
- Desinteresse an den täglichen Aktivitäten und Beziehungen
- Konzentrationsschwierigkeiten
- Müdigkeit oder Energielosigkeit
- Heißhunger oder Trinksucht
- Schlafstörungen
- Das Gefühl, sich nicht unter Kontrolle zu haben
- Physische Symptome wie Völlegefühl, Spannungsgefühl in den Brüsten, Kopfschmerzen und Gelenk- oder Muskelschmerzen

## Schichtarbeitersyndrom

Viele Millionen Amerikaner arbeiten in Nachtschicht. Nachtschichtarbeiter kennen verschiedene Probleme wie beispielsweise erhöhtes Risiko für psychische Leiden und höheres Unfallrisiko durch Übermüdung. Bei Nachtarbeitern ist zudem die Rate von Herzkrankheiten, Krebs, Diabetes mellitus und Magen-Darmstörungen höher.

Trotz der Zusatzkosten bei der Bezahlung von Nachtarbeitern und den Problemen, die für diese Arbeiter entstehen, brauchen wir in der modernen Zeit Menschen, die zu ungünstigen Zeiten arbeiten. Bestimmte Industriezweige wie die Ölraffinerien müssen rund um die Uhr in Betrieb sein. In anderen Zweigen gilt es als ökonomisch wünschenswert, das Fließband am Laufen zu halten, Krankenhäuser und Polizei brauchen Personal, das die Stationen rund um die Uhr betreut und auch einige Geschäfte bleiben 24 Stunden geöffnet, damit man auch nachts um 2 Uhr eine Flasche Milch kaufen kann.

Nachtarbeiter haben Probleme, weil ihr Leben gegen ihre innere Uhr abläuft. Egal wie lange die Nachtschicht gedauert hat, wenn der Arbeitnehmer ins Tageslicht hinausgeht, um nach Hause und schlafen zu gehen, sagt ihm seine innere Uhr, es sei Zeit zum Aufwachen. So wird es schwierig, tagsüber die gleiche Schlafdauer wie beim Nachtschlaf zu erreichen.

Studien mit Nachtschichtarbeitern haben gezeigt, dass sie durchschnittlich eine oder zwei Stunden kürzer schlafen als Menschen, die tagsüber arbeiten. Dieser Schlafmangel kumuliert und ist primär für die Probleme verantwortlich, die Nachtschichtarbeiter damit haben, während ihrer Schicht munter zu bleiben und außerhalb der Arbeit ein erfülltes Leben zu führen.

Zahlreiche Studien haben gezeigt, dass Lichtbehandlung Nachtschichtarbeiter äußerst hilfreich dabei unterstützen kann, sich an ihre Arbeitszeiten anzupassen. Firmen, die Nachtarbeiter beschäftigen, sollten die Errungenschaften der Lichttechnologie nutzen, um die Arbeitsmoral ihrer Arbeiter zu verbessern sowie Fehler und Unfälle während der Arbeit zu reduzieren. Der Schlüssel dazu liegt in der Installation einer hellen Beleuchtung, die so eingestellt wird, dass sie die innere Uhr der Arbeiter mit den Arbeits- und Schlafstunden synchronisiert.

**So lassen sich Störungen im zirkadianen Rhythmus von Schichtarbeitern reduzieren**
- Reduzieren Sie die Zahl aufeinanderfolgender Nachtschichten. Nachtschichtarbeiter schlafen weniger als Tagarbeiter. Wird mehrere Tage lang in Nachtschicht gearbeitet, wird der Schlafmangel entsprechend größer. Wenn Sie die Anzahl Ihrer Nachtschichten auf höchstens fünf reduzieren und dazwischen freie Tage legen, können Sie sich leichter von diesem Schlafmangel erholen. Bei einer Zwölfstundenschicht statt der üblichen acht Stunden, begrenzen Sie diese auf vier aufeinanderfolgende Schichten. Nach mehreren aufeinanderfolgenden Nachtschichten sollten Sie im Idealfall eine 48-stündige Pause bekommen.
- Vermeiden Sie lange Schichten, Überstunden und zu kurze Arbeitspausen.
- Vermeiden Sie lange Anfahrtswege, denn sie kosten Zeit, während der Sie lieber schlafen sollten.
- Vermeiden Sie Wechselschichten mehr als einmal pro Woche. Der Umgang mit häufigen Änderungen ist schwieriger, als über einen längeren Zeitraum dieselbe Schicht zu arbeiten. Auch die Reihenfolge der Schichtwechsel kann wichtig sein. Es ist einfacher, erst in der ersten, dann in der zweiten und anschließend in der dritten Schicht zu arbeiten als anfangs in der ersten, dann in der dritten und anschließend in der zweiten Schicht.
- Sorgen Sie an freien Tagen für ausreichenden Schlaf. Halten Sie sich auch an eine gute „Schlafhygiene", indem sie sich einen Schlafplan aufstellen und Koffein, Alkohol und Nikotin als Schlaf- oder Aufwachhilfe meiden.
- Vertrauen Sie nach Möglichkeit nicht auf frei verkäufliche oder sonstige Stimulanzien. Koffein und Wachpillen gaukeln dem Körper nur vorübergehend vor, alles funktioniere ordnungsgemäß. Der zirkadiane Rhythmus wird so aber nur noch weiter gestört.

## Altenpflege

Helles Licht wird immer häufiger und erfolgreich dafür genutzt, eine Vielfalt von Erkrankungen alter Menschen zu behandeln, insbesondere gestörte Schlafmuster und Demenzformen wie die Alzheimer-Krankheit.

### Alzheimer-Krankheit

Die Alzheimer-Krankheit ist eine fortschreitende degenerative Erkrankung des Gehirns, die eine Verschlechterung des Gedächtnisses, der Denkfähigkeit und des Verhaltens verursacht. Alzheimer-Patienten leiden wegen der Schädigung ihres Gehirns unter einem gestörten zirkadianen Rhythmus. Häufig ist dies der Beginn eines Teufelskreises, denn die durch Alzheimer hervorgerufenen Störungen des zirkadianen Rhythmus' werden durch die Beschränkung aufs Haus und den Mangel an körperlicher Betätigung verschlimmert, da beides ebenfalls zu einem gestörten zirkadianen Rhythmus beiträgt.

Alzheimer-Patienten haben typischerweise Schwierigkeiten, nachts durchzuschlafen. Wegen der Verwirrung und der Schlafunfähigkeit kommt es häufig zu nächtlichem Umherwandeln. Dies kann für die Betreuungsperson, vielleicht ein ebenfalls älterer Ehepartner oder ein Familienmitglied, das am nächsten Tag zur Arbeit gehen muss, eine enorme Belastung darstellen.

Traditionell werden zur Behandlung von Störungen des zirkadianen Rhythmus' in Verbindung mit Alzheimer Sedativa verabreicht, die aber nicht sonderlich wirksam und mit beträchtlichen Nebenwirkungen verbunden sind. Mehrere Studien haben nachgewiesen, dass Lichtbehandlungen für Patienten mit Alzheimer und anderen Demenzformen äußerst hilfreich sind, weil sie die innere Uhr der Patienten neu programmieren und ihnen dadurch helfen, am Tag wacher zu sein und nachts nicht mehr so viel umherzuwandern. Zusätzlich haben neuere Forschungen gezeigt, dass die Reduzierung von Störungen des zirkadianen Rhythmus' durch Lichttherapie die geistigen Funktionen von Patienten mit Alzheimer-Krankheit im Frühstadium verbessern kann. Wenn Sie einen Alzheimer-Patienten zu betreuen haben, sorgen Sie dafür, dass dieser am frühen Morgen möglichst viel Licht ausgesetzt ist. Zu Ihrer Entlastung sollten Sie sich von einem Fachmann auf dem Gebiet der Lichttherapie beraten lassen.

## Schlafstörungen im Alter

Mit zunehmendem Alter flacht der zirkadiane Rhythmus ab und die Menschen entwickeln eine Neigung zu Schlafstörungen. Diese äußern sich normalerweise in zu zeitigem Zubettgehen und Erwachen vor Sonnenaufgang – häufig um 3 oder 4 Uhr morgens. Im Extremfall schlafen ältere Heimbewohner zu jeder Tages- oder Nachtzeit, manche schlafen sogar jede Stunde ein wenig.

Eine Lichttherapie, die nach denselben Richtlinien wie bei saisonal bedingter Depression gleich als erstes am Morgen durchgeführt wurde, hat die innere Uhr älterer Menschen erfolgreich neu programmiert und ihren zirkadianen Rhythmus wiederhergestellt. Aufmerksamkeit schenkt man zunehmend geeigneten Beleuchtungseinrichtungen für Senioren, nicht nur in Form einer zielgerichteten Behandlung, sondern auch, um sie von vornherein bei der architektonischen Planung und Ausstattung von Heimen und Wohneinheiten zu berücksichtigen.

**Schlaftipps**
Sie würden nachts gerne besser schlafen? Versuchen Sie es einmal mit folgenden Tipps:
- Schränken Sie Ihren Koffeinkonsum ein (einschließlich koffeinhaltiger Limonaden) und meiden Sie Alkohol
- Trinken Sie vor dem Schlafen weniger, um nachts nicht von Ihrer Blase geweckt zu werden
- Vermeiden Sie schwere Mahlzeiten kurz vor dem Schlafengehen
- Rauchen Sie nicht
- Sorgen Sie für ein regelmäßiges Trainingsprogramm, absolvieren Sie dieses aber am frühen Nachmittag, nicht am Spätnachmittag oder Abend
- Entspannen Sie sich vor dem Schlafengehen durch ein heißes Bad
- Halten Sie sich an regelmäßige Schlafens- und Aufstehzeiten.

Wenn Ihre Schlafprobleme chronisch werden, ziehen Sie eine Lichtbehandlung in Betracht. Auch Menschen mit nur leichten Schlafstörungen können von einer Lichttherapie profitieren. Jemand, der beispielsweise um 23 Uhr schlafen möchte, dann aber bis morgens um 1 Uhr wach liegt, kann seine innere Uhr neu programmieren, indem er vor einem Lichtkasten gemütlich sein Frühstück einnimmt.

## Gestörte Schlafmuster

Millionen Amerikaner leiden unter gestörten Schlafmustern – sie können nicht ausreichend schlafen, schlafen zu viel oder nicht zur rechten Zeit. Häufig wird dies durch eine Funktionsstörung der inneren Uhr verursacht, die die Schlafzyklen reguliert. Unter normalen Umständen wird die innere Uhr des Menschen durch seine natürliche Umwelt programmiert – insbesondere durch Tag und Nacht.

Schlafstörungen können sich einstellen, wenn die innere Uhr des Menschen im Verhältnis zur natürlichen Umwelt vor- oder nachgeht. Wenn Sie an einem verzögerten Schlafphasensyndrom leiden, geht Ihre Uhr nach. Sie finden erst in den frühen Morgenstunden Schlaf – manchmal erst um 2 oder 3 Uhr – und werden frühestens gegen Mittag wirklich munter. Bei Menschen mit vorverlagertem Schlafphasensyndrom geht die innere Uhr im Vergleich zur natürlichen Umgebung vor. Sie neigen dazu, sich nachmittags groggy und müde zu fühlen, schlafen sehr früh am Abend ein und wachen mitten in der Nacht auf, ohne wieder einschlafen zu können.

Schlafstörungen konnten mit Lichttherapie erfolgreich behandelt werden. Der Schlüssel zum Erfolg liegt in der Wahl des richtigen Zeitpunktes. Menschen mit verzögertem Schlafphasensyndrom können ihre innere Uhr durch Lichttherapie in den frühen Morgenstunden neu einstellen. Menschen mit vorverlagertem Schlafphasensyndrom werden von Lichttherapie am Spätnachmittag oder frühen Abend profitieren.

## Alles über Lichtkästen

Lichtkästen geben bis zu 10.000 Lux ab und simulieren die Intensität des natürlichen Sonnenlichts um die Mittagszeit. Das von diesen Geräten ausgehende Licht ist 20mal so intensiv wie die durchschnittliche Wohnungsbeleuchtung (500 bis 1.000 Lux), denn diese entspricht nur der natürlichen Dämmerung, was viele Menschen sehr erstaunt. Menschen mit Störungen des zirkadianen Rhythmus' verwenden Lichtkästen zur Behandlung ihrer individuellen Störung.

Die Lichtkästen selbst bestehen aus einer Reihe von Fluoreszenzlampen, die in einem Kasten mit Streulichtschirm angeordnet sind, der das Licht gleichmäßig abstrahlt und alle UVB- und die meisten UVA-Strahlen herausfiltert. Der Kasten wird in der Nähe auf einen Tisch oder den Arbeitsplatz gestellt und man setzt sich während der Behandlung bequem davor. Sie sollten in der Nähe des Lichtkastens sitzen oder stehen, die Zimmerbeleuchtung kann an- oder ausgeschaltet sein und Sie müssen die Augen offen halten. Sie brauchen jedoch nicht ins Licht zu schauen, sondern können die Zeit nutzen, um etwas zu lesen, zu schreiben, eine Fernsehsendung anzuschauen oder zu essen. Die einzigen Nebenwirkungen, über die gelegentlich berichtet wird, sind leichte Kopfschmerzen.

Die Dauer der Lichttherapie-Sitzungen schwankt zwischen 15 Minuten und 3 Stunden pro Tag, je nach Ihren individuellen Bedürfnissen und dem verwendeten Gerät. Je leistungsstärker das Gerät, desto weniger Zeit müssen Sie davor verbringen, um denselben Effekt zu erzielen. So erzielt beispielsweise ein 10.000 Lux-Lichtkasten in einem Viertel der Zeit den Effekt eines 2.500 Lux-Lichtkastens – es reichen also 15 Minuten Expositionszeit gegenüber einer Stunde bei dem leistungsschwächeren Gerät. Je näher man zudem an der Lichtquelle sitzt, desto höher ist die Intensität des Lichts, das in die Augen scheint und desto rascher und wirksamer ist die Behandlung.

Der richtige Zeitpunkt der Lichtbehandlung ist äußerst wichtig und individuell unterschiedlich. Manche Menschen brauchen zwei kurze Behandlungen pro Tag, bei anderen wirkt eine lange Behandlung am Morgen oder nachts günstig. Dies unterstreicht die Notwendigkeit, die Lichtbehandlung unter Anleitung eines qualifizierten Schlaftherapeuten anzuwenden.

Mehrere angesehene Firmen verkaufen Lichtkästen. Der Schlüssel zu einer erfolgreichen Behandlung mit hellem Licht ist ein Produkt, das bei einem vernünftigen Abstand zwischen Gerät und Benutzer intensives Licht liefert. Es sind auch Geräte für den Schreibtisch erhältlich, die wie eine Leselampe aussehen und auch für die Beleuchtung z. B. des Arbeitsplatzes verwendet werden können.

Es ist wichtig, den Lichtkasten einer angesehenen Firma zu kaufen, da es für den Käufer keine Möglichkeit gibt, die Lux-Leistung eines Geräts zu überprüfen. Bleibt eine Besserung der Symptome aus, weiß man sonst nicht, ob es daran liegt, dass das Licht des preiswerten Lichtkastens nicht stark genug ist oder ob die Krankheit nicht auf die Lichtbehandlung anspricht. Bei Tests von Produkten zweifelhafter Firmen wurde nachgewiesen, dass bestimmte Lichtkästen nicht die angegebene Lichtmenge ausstrahlen.

Streulichtschirme schlechter Qualität filtern zudem nicht genügend UV-Strahlen heraus und können die Augen schädigen.

Von angesehenen Firmen werden Sie ausführlich beraten. Ein tragbares Gerät mag für Sie geeignet sein, wenn Sie viel reisen. Eines auf einem Ständer wird Ihren Wünschen entsprechen, wenn Sie die Lichtbehandlung beim Trainieren auf einer Laufmaschine oder einem Treppensteiger durchführen möchten. Es gibt auch viel Zubehör wie gepolsterte Tragekoffer und Ständer, so dass die Kästen verschieden positioniert werden können.

Der Preis der Lichtkästen hängt von verschiedenen Faktoren ab; am wichtigsten sind dabei die Lux-Leistung und die Entfernung, über die das Gerät diese Lichtleistung projizieren kann. Man kann einen Lichtkasten rezeptfrei erwerben. Jedoch sollte jeder, der an einer schweren Störung mit Beeinträchtigung des seelischen Wohlbefindens leidet, den Rat eines Arztes einholen, bevor er ein solches Gerät kauft und es dann nach seiner Anleitung benutzen. Wählen Sie Ihren Arzt sorgfältig aus. Seien Sie kritisch, wenn ein Arzt Ihnen für Ihre Erkrankung nur Medikamente wie Sedativa oder Antidepressiva verschreiben will. Einigen Ärzten sind die Erfolge der Lichttherapie noch nicht bekannt.

**Alternativen zum Lichtkasten**
Das traditionelle Gerät für eine Lichttherapie ist der Lichtkasten. Auf der Grundlage des Behandlungserfolgs bei Störungen des zirkadianen Rhythmus' wurden Alternativen zu den Lichtkästen entwickelt, wie beispielsweise eine Art Schirmmütze oder Brille mit integrierten Lichtquellen, deren Wegbereiter Dr. George Brainard war. Der offensichtliche Vorteil dieser Produkte liegt darin, dass man sich während der Behandlung frei bewegen kann.

## Wie wird in Zukunft die Behandlung von Störungen des zirkadianen Rhythmus' aussehen?

Mit der Lichttherapie ist bei der Behandlung stimmungsabhängiger Erkrankungen, die durch eine Störung im zirkadianen Rhythmus hervorgerufen werden, ein bemerkenswerter Durchbruch gelungen. Die Behandlung ist gefahrlos und wirtschaftlich und die Lichtkästen sind frei von Nebenwirkungen. Für Lichtkästen entstehen nur einmalige gegenüber regelmäßigen Kosten für Antidepressiva. Lichtbehandlungen können aber auch äußerst wirksam mit Antidepressiva kombiniert werden.

Neueste Studien haben nachgewiesen, dass Behandlungen mit hellem Blaulicht sogar noch mehr Anwendungsmöglichkeiten haben könnten, als bisher bekannt. Seit einiger Zeit werden Babys sehr erfolgreich mit Blaulicht gegen Gelbsucht behandelt. Vor kurzem wurde Blaulicht auch zur Anregung der Gewichtszunahme bei Frühgeborenen eingesetzt.

Neue Beweise aus meinem Labor – nämlich, dass nicht nur im Gehirn wirksame, die Stimmung hebende β-Endorphine als Reaktion auf UVB-Exposition produziert werden, sondern auch in unserer Haut – sind ein weiterer großer Schritt vorwärts. Soeben erst haben meine Kollegen und ich in der Haut zwei Gene identifiziert, die für die Regulierung des zirkadianen Rhythmus' verantwortlich sind.

Forscher haben entdeckt, dass wir überall im Körper unsere inneren Uhren haben, nicht nur im Hypothalamus. Diese Entdeckungen erhöht die Wahrscheinlichkeit, dass wir bald in der Lage sein werden, eine Reihe weiterer Erkrankungen zu behandeln, die mit einer Störung des zirkadianen Rhythmus' einhergehen, einschließlich Herzkrankheit und Diabetes mellitus.

# Wenn Sie kein Sonnentyp sind

## Weitere Vitamin-D-Quellen: Ernährung, Nahrungsergänzungsmittel und künstliches Sonnenlicht

Nur mit ausreichend Vitamin D im Blut können Sie Ihre Knochengesundheit sicherstellen und einer Reihe, häufig tödlich verlaufender Krankheiten wie Krebs, Diabetes mellitus und Hypertonie vorbeugen. Wie viel Vitamin D sollte Ihr Körper täglich bekommen? Die offiziellen Empfehlungen der US-Regierung basieren auf längst überholten wissenschaftlichen Erkenntnissen und sind völlig unzureichend: Kinder und Erwachsene bis 49 Jahre 200 IE, zwischen 50 und 70 Jahren 400 IE und ab 70 Jahren 600 IE. Als Vitamin-D-Spezialist gebe ich Ihnen folgende Empfehlung: *Jeder, der älter als ein Jahr ist, braucht pro Tag mindestens 1.000 IE Vitamin D.*

Die Empfehlungen der Regierung fallen deutlich niedriger aus, als heutige Vitamin-D-Spezialisten befürworten, weil wir zum damaligen Zeitpunkt (ich gehörte dem Gremium an, das diese Empfehlung erarbeitete) noch nicht über bestimmte Informationen verfügten, die inzwischen nachgewiesen und Teil der wissenschaftlichen Literatur sind.

Unsere reichste Vitamin-D-Quelle ist die Sonne. Die meisten von uns brauchen während der Sommermonate lediglich wenige Minuten Sonnenexposition pro Tag, um das ganze Jahr über gesunde Vitamin-D-Spiegel zu behalten. Meinen Berechnungen nach entsprechen 25 bis 50 % einer MED auf Gesicht, Händen und Armen (oder Armen und Beinen) etwa 1.000 IE Vitamin D. (Sie erinnern sich sicher noch: MED bezeichnet die Dauer der Sonnenexposition nach der sich Ihre Haut Ihrer Erfahrung nach, normalerweise leicht zu röten beginnt). Wenn Sie sich aus irgendeinem Grund diese Menge Sonnenlicht nicht holen können – vielleicht arbeiten Sie im Haus oder Ihr Tagesablauf lässt es einfach nicht zu – stehen Ihnen mehrere Optionen zur Verfügung. Die drei wichtigsten Vitamin-D-Quellen neben der Sonne sind Speisen und Getränke, Nahrungsergänzungen in Tablettenform sowie künstliche UVB-Quellen.

## Vitamin D aus Speisen und Getränken

Eine Portion Aal gefällig? Oder eine Büchse Sardinen? Die moderne Ernährung in Amerika ist sehr arm an Vitamin D. Vitamin-D-reiche Speisen haben meist einen intensiven Geschmack, den der Gaumen des Amerikaners nicht besonders schätzt. Es ist auch tatsächlich ziemlich aufwändig, 1.000 IE Vitamin D nur durch Essen zuzuführen, weil man große Mengen dieser Vitamin-D-reichen Speisen verzehren müsste.

Die Frage der Anreicherung von Milch mit Vitamin D ist umstritten. Nachdem man in den 1920er Jahren entdeckt hatte, dass man die Kinderkrankheit Rachitis mit Vitamin D behandeln kann, begannen die Milchproduzenten in den USA, Milch auf

## Vitamin D aus Speisen und Getränken

verschiedene Arten mit Vitamin D anzureichern. Anfangs konnte dadurch die Rachitis bei amerikanischen Kindern ausgerottet werden. Viele Amerikaner halten Milch für ihre primäre Vitamin-D-Quelle, obgleich sie als Erwachsene gar nicht genug davon trinken. Aber zumindest die Kinder trinken genug Milch.

Ein Viertelliterglas Milch, die mit Vitamin D angereichert ist, soll etwa 100 IE Vitamin D enthalten. Eine Studie in meinem Labor hat jedoch festgestellt, dass die meisten so genannten Vitamin-D-Milchsorten weniger als 20 % der angegebenen Menge Vitamin D enthalten, die Hälfte enthält sogar weniger als 50 % dieser Menge und 14 % der fettarmen Milchproben enthalten überhaupt keine nachweisbare Menge Vitamin D. (Diese Studie wurde durch die Ergebnisse anderer Forscher bestätigt). Wir stellten fest, dass sogar der Vitamin-D-Gehalt ein und derselben Milchmarke willkürlich war und von Tag zu Tag schwankte. Sie haben keine Möglichkeit, beim Milchkauf festzustellen, welche Milch die auf dem Etikett angegebene Menge Vitamin D auch tatsächlich enthält. Selbst wenn jede Milchsorte 100 IE Vitamin D enthalten würde, müssten Sie zehn Gläser Milch pro Tag trinken, um Ihren Vitamin-D-Bedarf zu decken!

Etwas neuer ist die Möglichkeit, zusätzliches Vitamin D durch Orangensaft oder andere Saftprodukte zuzuführen. Die amerikanische Firma Minute Maid hat neue Informationen zur Bedeutung von Vitamin D für die Gesundheit zum Anlass genommen, ihre Premium-Säfte mit so viel Vitamin D pro Packung anzureichern, wie Milch angeblich enthält. Bei einem Test dieser Saftprodukte stellte ich fest, dass sie nicht nur die vom Hersteller angegebene Menge Vitamin D enthielten, sondern dass dieses auch wirksam vom Blut aufgenommen wird.

**Tabelle 6.1 Vitamin-D-Gehalt in ausgewählten Nahrungsmitteln, angegeben als Prozentsatz vom geschätzten Tageswert nach Holick**

| Nahrungsmittel | Internationale Einheiten | % HDV* |
|---|---|---|
| Lachs, gekocht, 100 g | 360 | 36 |
| Makrele, gekocht, 100 g | 345 | 35 |
| Sardinen in Öl (Büchse), abgetropft, 100 g | 270 | 27 |
| Aal, gekocht, 100 g | 200 | 20 |
| Milch, fettarm und Vollmilch, mit Vitamin D angereichert, 1 Tasse (¼ l) | 100 | 10 |
| Margarine, angereichert, 1 TL | 60 | 6 |
| Müsliriegel, angereichert mit 10 % des DV, pro Stück | 50 | 5 |
| Pudding, Pulver, ½ Tasse, mit Vitamin-D-angereicherter Milch angerührt | 50 | 5 |
| Getreideflocken mit 10 % des DV angereichert, ¾ Tasse (anderes Getreide kann mit mehr oder weniger Vitamin D angereichert sein) | 40–50 | 1 |
| Rinderleber, gekocht, 100 g | 30 | 3 |
| Ei, 1 ganzes (Vitamin D ist im Eigelb enthalten) | 25 | 2,5 |

\* HDV = Holicks Daily Value (Tageswert nach Holick)

Die reichste Vitamin-D-Quelle ist noch immer der gute alte Lebertran, der in unverdünnter Form und hoher Qualität die beachtliche Menge von 1.360 IE pro Esslöffel liefert. Wer noch keine 40 Jahre alt ist, hat wahrscheinlich noch nie etwas von Lebertran gehört, geschweige denn, ihn probiert. In Nordamerika und Nordeuropa war er jedoch früher das Hausmittel der Wahl, um Vitamin-D-Mangel vorzubeugen.

Generationen unerbittlicher Eltern verabreichten ihren protestierenden Sprösslingen löffelweise diese glitschige, schleimige, nach Fisch schmeckende Flüssigkeit. Die Auswirkung war erstaunlich: Rachitische Kinder wurden geheilt, bei Risikokindern wirkte es vorbeugend. Lebertran[1] (Oleum Jeccoris) ist inzwischen aus der Mode gekommen, er ist aber auch heute noch ein ausgezeichnetes Vitamin-D-Ergänzungspräparat. Gute Nachricht: Inzwischen gibt es Lebertran in der weit weniger unangenehmen Kapselform. So lässt er sich wesentlich besser einnehmen (und den Kindern verabreichen!).

Meine eigenen Forschungen und die Anderer haben nachgewiesen, dass wir pro Tag 1.000 IE Vitamin D benötigen. Tabelle 6.1 gibt an, wie viel der täglichen Vitamin-D-Zufuhr *meiner* Schätzung zufolge durch den Verzehr jedes der angegebenen Produkte auf der Basis einer 2.000 Kalorienernährung geliefert wird. Je nach persönlichem Kalorienbedarf können diese Werte höher oder niedriger sein.

## Vitamin-D-Ergänzungspräparate

„Warum kann ich nicht einfach ein Ergänzungspräparat einnehmen?" So reagieren viele, wenn sie hören, was man wieder über die Vorteile von Vitamin D herausgefunden hat. Dabei setzen sie voraus, durch die Einnahme eines Vitamin-D-Ergänzungspräparates die Gesundheitsrisiken der Sonnenexposition zu vermeiden, gleichzeitig aber alle gesundheitlichen Vorteile dieses Vitamins nutzen zu können. So einfach ist es aber leider nicht.

Es gibt nur wenige Vitamin-D-Ergänzungspräparate mit 1.000 IE. Eine angesehene Marke in den USA ist *Solgar* (www.solgar.com). Multivitaminpräparate enthalten 400 IE Vitamin D. Um also die erforderliche Vitamin-D-Menge alleine durch Multivitaminpräparate zu bekommen, müssten Sie zweieinhalb Kapseln pro Tag schlucken. Das ist nicht nur unpraktisch und teuer, es kann auch gefährlich werden. Besonders wichtig: Zweieinhalb Multivitaminkapseln pro Tag führen im Körper zu einer Überdosis an Vitamin A, das in übermäßigen Mengen in Zusammenhang mit Geburtsfehlern und Osteoporose gebracht wird.

Durch übermäßigen Verzehr von Vitamin-D-Ergänzungspräparaten riskieren Sie eine Vitamin-D-„Toxizität", was Ihnen bei zu langem Aufenthalt in der Sonne oder im Solarium nicht passieren kann. Diese Toxizität ist mit einer Reihe ernst zu nehmender Probleme wie Übelkeit, Erbrechen, Appetitverlust, Verstopfung und Gewichts-

---

[1] auch in Deutschland als Saft oder Kapsel erhältlich

verlust verbunden. Damit einhergehende erhöhte Calciumspiegel können verschiedene Erkrankungen verursachen, wie Nierenverkalkungen mit späterer Niereninsuffizienz, Verkalkung der großen Arterien sowie Verwirrungszustände und Verhaltensauffälligkeiten. Aufgrund dieser Vitamin-D-Toxizität wurde die Anreicherung von Milch mit Vitamin D in den 1950er Jahren durch die europäischen Regierungen verboten. Damals packten europäische Milchproduzenten zu viel Vitamin D in die Milch und die gesundheitlichen Folgen für die Kinder lösten öffentliche Empörung aus. Um Vitamin-D-Toxizität zu vermeiden, sollten Kinder ab einem Jahr und Erwachsene höchstens 2.000 IE Vitamin D pro Tag in oraler Form zu sich nehmen, höhere Mengen nur unter ärztlicher Aufsicht.

**Lieber entspannt sonnenbaden als immer Makrele und Vitaminpillen auf dem Teller**
Vitamin D in oraler Form – sei es in Speisen oder Nahrungsergänzungstabletten – liefert nicht dieselben Vorteile wie das Vitamin D durch die Sonne.
Erstens bleibt das Vitamin D, das Sie durch Sonnenlicht erhalten, länger im Körper und seine Vorteile halten demzufolge ebenfalls länger vor. Zusätzlich wird der Körper durch Sonnenlicht nicht nur zur Vitamin-D-Produktion angeregt, sondern es entstehen auch weitere günstige, mit Vitamin D zusammenhängende Substanzen, die so genannten Photoisomere. Entsprechende Forschungsarbeiten führen wir derzeit an der Boston University Medical School durch.
Bedenken Sie auch, dass weder Vitamin-D-reiche Speisen noch Ergänzungsprodukte Ihren Körper dazu bringen werden, Wohlfühlsubstanzen wie β-Endorphine und Serotonin zu produzieren, die Ihnen nach einem Sonnenbad oder einem Besuch im Solarium dieses angenehme Gefühl schenken.
Auch besteht weder durch Sonnenexposition noch Solarium die Gefahr der Vitamin-D-Toxizität wie bei den Vitamin-D-Ergänzungspräparaten.

Zwar sollte die Sonne den meisten Menschen als Hauptquelle für Vitamin D dienen, bei Personen, die bestimmte Antibiotika oder Antihypertonika einnehmen müssen, mit denen eine Überempfindlichkeit gegenüber Sonnenlicht einhergeht, kann die Vitamin-D-Ergänzung in Tablettenform aber eine gute Alternative sein. Auch für Menschen mit Hauttyp 1 oder 2 können sie sinnvoll sein, weil diese Menschen kaum in die Sonne gehen können, ohne Sonnenbrand zu bekommen. Bedenken Sie aber immer, dass Nahrungsergänzungen kein Ausgleich zu schlechten Essgewohnheiten sind. Es ist also wichtig, dass Sie sich ausgewogen ernähren. Sonst bleibt auch eine Nahrungsergänzung unwirksam.

Wenn Sie in höheren Breitengraden leben und sich in den Sommermonaten viel im Freien aufhalten, ist es eigentlich nicht erforderlich, im Winter ein Multivitaminpräparat einzunehmen. So können Sie aber völlig sicher sein, ganzjährig einen ausreichenden Vitamin-D-Spiegel zu haben. Wenn Sie wissen möchten, ob Sie ausreichend mit

Vitamin D versorgt sind, können Sie Ihren Status durch einen Bluttest feststellen lassen (der Arzt kontrolliert den 25-Vitamin-D-Spiegel, nicht das aktive Vitamin D). Der Test wird unter Klinikbedingungen durchgeführt.[1] Der Arzt nimmt eine kleine Menge Blut ab und schickt sie zur Untersuchung ins Labor. Ihr 25-Vitamin-D-Spiegel sollte nicht unter 20 µg/l liegen, im Idealfall bewegt er sich zwischen 30 und 50 µg/l.

## Solarien

Wäre die Welt perfekt, hätte jeder von uns Zeit und Gelegenheit, seine Kleider abzustreifen und jeden Tag ein paar Minuten hinaus in die Sonne zu gehen, um sich mit ausreichend Vitamin D zu versorgen. Leider ist die Welt nicht perfekt und das wirkliche Leben (ganz zu schweigen von der Kleiderordnung im Büro) läuft diesem Ziel zuwider.

Tag für Tag suchen etwa eine Million Amerikaner ein Solarium auf, um sich anschließend besser zu fühlen und besser auszusehen. Ich bin zwar kein Befürworter der Hautbräunung an sich, glaube aber an die wichtige Rolle der UVB-Strahlen zur Vitamin-D-Produktion, die wir brauchen, um gesund zu bleiben und uns aktiv zu fühlen. Wenn Sie nicht ausreichend Gelegenheit haben, in die Sonne zu gehen oder eine private und kontrollierte Atmosphäre vorziehen, sind Solarien eine gangbare Alternative zum natürlichen Sonnenlicht.

Ich bin Realist und mir ist klar, dass viele von Ihnen weiterhin allein wegen des Aussehens und des allgemeinen Wohlbefindens regelmäßig ein Solarium aufsuchen werden. Es ist natürlich auch Ihr gutes Recht, unter Berücksichtigung aller Tatsachen sich der UVB-Bestrahlung zu erfreuen. Wer sich für den Besuch im Solarium entscheidet, sollte diese Technik aber bitte verantwortungsbewusst nutzen.

Dank der Arbeit von Solarienverbänden wie der amerikanischen „Indoor Tanning Association", trägt die Solarien-Industrie inzwischen ihren Teil zu einem verantwortungsbewussten Umgang bei. So wurden Maßnahmen zur Qualitätskontrolle eingeführt und für das Personal werden Schulungs- und Zertifizierungsmaßnahmen angeboten.

Bedenken Sie, dass es eigentlich keine künstliche UV-Strahlung gibt. Ein UVB-Photon (Energiepaket) ist und bleibt ein Photon, egal wie es produziert wird. Was es gibt, sind künstliche Energie*quellen* und dazu zählen die Lampen, die in Solarien eingesetzt werden.

Da die Strahlen in einem Solarium denen der Sonne entsprechen, müssen Sie auch dieselben Vorsichtsmaßnahmen treffen wie in natürlichem Sonnenlicht. Auch im Solarium besteht die Gefahr übermäßiger Exposition, die mit Hautkrebs und vorzeitiger Hautalterung verbunden sein kann.

Vergewissern Sie sich vor allem, ob das Solarium adäquat ausgestattet ist. Es gab eine Zeit, da wurden in Solarien Geräte mit hochintensiver UVB-Strahlung verwendet.

---

[1] in Deutschland erfolgt die Blutentnahme ambulant

Nachdem UVB-Strahlen in Zusammenhang mit Basaliom und Plattenepithelkarzinom ins Gerede kamen, wechselte die Industrie auf Hochdrucklampen über, die ausschließlich UVA-Strahlen abgeben. Man hielt diese für sicherer, weil sie keinen Sonnenbrand verursachen. Dann entdeckte man, dass UVA-Strahlen zu Melanom und Falten sowie zu einem erhöhten Risiko für Nicht-Melanom-Hautkrebs beitragen können. Daher geht der neueste Trend zu Niederdrucklampen, die sowohl UVA- als auch UVB-Strahlen abgeben (94–97,5 % UVA gegenüber 2,5–6 % UVB[1]) und das natürliche Sonnenlicht simulieren. Bevor Sie ein Solarium besuchen, vergewissern Sie sich, dass dort Niederdrucklampen verwendet werden. Einrichtungen, die Hochdrucklampen verwenden, sollten gemieden werden und zwar nicht nur wegen möglicher Hautschäden und Hautkrebsarten, deren Entstehung gefördert wird, sondern auch, weil sie keinerlei Vorteil für den Vitamin-D-Spiegel liefern.

Wenn Sie Hilfe benötigen, suchen Sie sich eine Einrichtung, deren Personal von einer Solarienorganisation wie dem „International Smart Tan Network" zertifiziert wurde. Von qualifiziertem Personal können Sie Folgendes erwarten:

- Ihr Hauttyp und die Bestrahlungsdauer werden sorgfältig mit Ihnen besprochen, entsprechende Informationen stehen Ihnen jederzeit zur Verfügung.
- Man empfiehlt Ihnen einen Bestrahlungsplan, bei dem Sie sanft bräunen, wobei jegliche Hautrötung und vor allem Sonnenbrand vermieden werden.
- Alles, was auf die UV-Exposition negativ reagieren könnte, wird mit Ihnen durchgesprochen (bestimmte Medikamente, Antibabypille, Kosmetika oder Seifen erhöhen das Risiko einer Sonnenempfindlichkeitsreaktion).
- Sie erhalten einen geprüften Augenschutz (in den USA von der FDA geprüft) und werden in seinem Gebrauch unterwiesen.
- Sie werden während Ihrer ersten Sitzung betreut.

Befolgen Sie die Anweisungen des Personals und die Herstellerhinweise. Überschreiten Sie die empfohlene Bestrahlungszeit nicht, besser ist es, anfangs eine etwas kürzere Expositionszeit zu wählen. Die Bestrahlungszeiten in amerikanischen Solarien basieren auf Richtlinien der FDA und der Federal Trade Commission und erlauben für die erste Sitzung eine UV-Exposition, die 75 % einer MED entspricht. Dieser Wert ist recht großzügig bemessen, denn Sie benötigen nur 25–50 %[2] einer MED (Zeit bis zur leichten Hautrötung), um genügend Vitamin D zu gewinnen (das entspricht etwa 4.000 bis 10.000 IE Vitamin D oral).

Wenn Sie Bedenken wegen der möglichen Schädigung durch UVB-Strahlen haben und an einer Bräunung nicht interessiert sind, reichen bereits 25 % einer MED, um den medizinischen Nutzen der UVB-Strahlung auszuschöpfen (etwa 4.000 IE Vitamin D).

---

[1] in den USA ist der UVB-Bereich bis 320 nm definiert.
[2] die hier angegebenen Werte beziehen sich auf die amerikanischen Standardvorgaben (1 MED = 156 J/m$^2$). Der „Runde Tisch Solarien" setzt den Wert für die erste Sitzung auf 100 J/m$^2$ fest.

**Solarien richtig nutzen**
- **Machen Sie sich schlau.** Sammeln Sie Informationen über das Für und Wider der UV-Exposition, über deren Anwendung und wie Sie sich am besten schützen.
- **Wählen Sie Niederdrucklampen.** Fragen Sie am Empfang des Solariums, ob man Ihnen mit Sicherheit bestätigen kann, dass in dem Studio Niederdrucklampen verwendet werden (die eine Mischung aus UVA- und UVB-Strahlen abgeben). Hochdrucklampen geben nur UVA ab, das tief in die Haut eindringt und Hautkrebs und Falten verursachen könnte.
- **Lassen Sie Ihren gesunden Menschenverstand walten und wählen Sie die goldene Mitte.** Beziehen Sie sich auf die Hinweise in Kapitel 7 zur Dauer der von Ihnen benötigten UV-Exposition. Bedenken Sie, dass Solarien UV-Strahlen abgeben, die dem Sonnenlicht in mittleren Breitengraden entsprechen. Beschränken Sie die Expositionszeit auf ein bis zwei Drittel der empfohlenen Expositionszeit.
- **Machen Sie sich klar, welche Folgen der Gebrauch von Sonnenöl hat.** Durch Einreiben der Haut mit Öl wird die obere Hautschicht (Stratum corneum) geglättet und es kann eine größere Menge der UVA- und UVB-Strahlen in die Haut eindringen, die sonst reflektiert würde. Wenn Sie ein solches Produkt verwenden, verkürzen Sie die UV-Exposition um die Hälfte.
- **Tragen Sie eine Schutzbrille.** Vergewissern Sie sich, dass das Sonnenstudio gut sitzenden Augenschutz zur Verfügung stellt. Werden Schutzbrillen gestellt, stellen Sie sicher, dass diese nach jedem Gebrauch sterilisiert werden, um die Übertragung von Augeninfektionen zu verhindern. Ist dies nicht der Fall, kaufen Sie sich Ihre eigene Schutzbrille.
- **Berücksichtigen Sie Ihre medizinische Vorgeschichte.** Falls Sie wegen Lupus behandelt werden oder zu Lippenherpes neigen, könnten sich diese Erkrankungen durch UV-Exposition im Solarium ebenso verschlimmern wie durch natürliches Sonnenlicht. Wenn Sie bestimmte Medikamente einnehmen wie Antibiotika, Antihistaminika, Tranquilizer, Diuretika oder Antibabypille, kann Ihre Haut empfindlicher gegenüber den UV-Strahlen sein. Ein gut geführtes Sonnenstudio wird eine Kartei mit Informationen über Ihre Vorgeschichte, Medikamente und Behandlungen führen. Helfen Sie dem Personal dabei, diese Kartei immer auf dem Laufenden zu halten.

Eine der häufigsten Motivationen für die Nutzung eines Solariums ist der Aufbau einer „Grundbräunung" vor dem Winterurlaub an einem tropischen Reiseziel wie der Karibik. Wie ich bereits klargestellt habe, bin ich kein Befürworter der Hautbräunung. Ich glaube aber, dass gesunde Haut und ihr Schutz vor starkem Sonnenlicht sehr wichtig ist. Wenn Sie ein Solarium besuchen und den Melaningehalt Ihrer Haut steigern, bekommt Ihre Haut einen gewissen natürlichen Schutz vor Sonnenbrand. Beginnen Sie mit der Steigerung des Melaningehalts Ihrer Haut, indem Sie spätestens einen Monat vor der Abreise ins Solarium gehen und drei Sitzungen pro Woche durchführen. Am tropischen oder subtropischen Ziel angekommen, sorgen Sie für geeignete Schutzmaßnahmen vor Sonnenbrand. Je nach Ihrem Hauttyp entspricht der Schutz, den Sie durch Solariumbesuche vor dem Urlaub gewinnen, einem Sonnenschutzmittel mit Lichtschutzfaktor zwei oder drei (LSF 2 oder LSF 3). Das heißt also, Sie können zwei- oder dreimal so lange in der Sonne bleiben wie ohne Sonnenschutz. Manche Leute kaufen sich ein Bräunungsgerät für zu Hause. Wenn Ihr Hauptziel die Produktion von Vitamin D und eine Verbesserung Ihres psychischen Befindens sind, würde ich dies unterstützen. Befolgen Sie in diesem Fall dieselben Anleitungen und Vorsichtsmaßnahmen wie in einer kommerziellen Einrichtung oder im natürlichen Sonnenlicht. Besonders wichtig ist es, Überexposition zu vermeiden, die wegen der einfachen Zugänglichkeit natürlich eine Versuchung darstellt. Auch hier gilt: Versichern Sie sich, dass das Gerät mit Niederdrucklampen ausgestattet ist, die eine Mischung aus UVA- und UVB-Strahlen abgeben, welche das natürliche Sonnenlicht am besten simulieren.

Die meisten Menschen nutzen das Sonnenstudio aus kosmetischen Gründen – anders gesagt, um gut auszusehen und sich wohl zu fühlen. Ich arbeite viel mit dieser Art von Geräten, um die Effekte der UV-Strahlen auf die Gesundheit zu testen. In einem der erstaunlichsten Beispiele für die therapeutische Nutzung eines Solariums gelang es mir, schlimmste Knochenschmerzen bei einer Frau mit schwerem Morbus Crohn zu lindern. Die Frau litt an Vitamin-D-Mangel, weil 90 % ihres Darms operativ entfernt worden waren und keine noch so große, oral oder intravenös verabreichte Menge Vitamin D ihren Darm in die Lage versetzen konnte, ausreichend Vitamin D zu produzieren, um die Knochen gesund zu erhalten. Die Patientin führte pro Woche drei Sitzungen mit Bestrahlungszeiten entsprechend Herstellerangaben in einem Solarium durch, wodurch ihre durch Osteomalazie (siehe Kapitel 4) verursachten Knochenschmerzen sich innerhalb eines Monats besserten. Wenn Sie Probleme damit haben, Vitamin D aus der Nahrung zu resorbieren, sprechen Sie mit Ihrem Arzt, ob der Besuch eines Solariums helfen könnte, den Vitamin-D-Mangel zu korrigieren. Zwei der häufigsten Krankheiten, bei denen es Schwierigkeiten gibt, Vitamin D über den Dünndarm zu resorbieren, sind Morbus Crohn und Mukoviszidose.

UVB-Lampen wurden in den 1940er Jahren ursprünglich zur Behandlung von Krankheiten erfunden. Erst später, als die Ärzte entdeckten, dass ihre Forschungspersonen auch bräunten, entstand eine Industrie, die sich den Wunsch der Menschen zunutze machte, so auszusehen, als hätten sie soeben einen teuren Urlaub in den Tropen verbracht. Nachdem Sie nun wissen, wie wichtig Vitamin D für eine gute Gesundheit ist, werden Sie hoffentlich in Zukunft die Solarien als Ort betrachten, den Sie nicht in erster Linie zum Bräunen aufsuchen, sondern zur Ankurbelung Ihrer Vitamin-D-Produktion.

Kapitel 7

# Mein Rezept: Sonnenlicht

## Sonnenlicht, die beste Medizin für den Alltag

Meine Botschaft lautet: Sonnenlicht ist der Gesundheit des Menschen auf ebenso natürliche Weise zuträglich wie Essen, Wasser, Sauerstoff und körperliche Aktivität. Gesunde, maßvolle Sonnenexposition sorgt für angemessene 25-Vitamin-D-Spiegel im Blut und kann bei der Vorbeugung verschiedener Krankheiten helfen wie Krebs, Schlaganfall, Herzinfarkt, Bluthochdruck/Hypertonie, ebenso auch von Krankheiten, die mit dem Autoimmunsystem verknüpft sind wie Typ I-Diabetes mellitus und Multiple Sklerose. Alleine die Tatsache, dass „ein bisschen gut" ist, bedeutet jedoch nicht, dass „mehr" besser ist. Wenn Sie zu viel Sonne abbekommen, kann dies ebenso unerwünschte Folgen haben wie zu reichliches Essen oder Übertreibungen beim Sport. Zu diesen möglichen Folgen gehören Nicht-Melanom-Hautkrebs, Melanom und Falten.

Wenn nun einerseits die Sonne für die Gesundheit sehr wichtig ist, zu viel davon aber ungesund sein kann, stellt sich natürlich die Frage: Welche Menge ist richtig? Bei der Entwicklung einer wissenschaftlich begründeten Antwort auf diese Frage und der Formulierung einfacher Richtlinien für die Öffentlichkeit war ich maßgeblich beteiligt.

Ich habe berechnet, dass Sie zur Produktion von etwa 800 bis 1.500 IE Vitamin D eine Expositionsdauer von Gesicht, Händen und Armen oder Armen und Beinen (etwa 25 % des Körpers) zwischen 25 und 50 % der MED benötigen (MED ist die Expositionsdauer, nach der sich die Haut durch Sonnenbestrahlung leicht rötet). Diese Berechnung basiert auf meinen Ergebnissen, dass eine minimale Erythemdosis (MED), angewandt auf den ganzen Körper, zu einer Steigerung der Vitamin-D-Bildung führt, die der oralen Einnahme von 10.000 bis 25.000 IE Vitamin D entspricht. Ich möchte an dieser Stelle nochmals betonen, dass ich nicht für die Expositionsdauer von einer MED plädiere; Sie sollen aber die MED anhand Ihres Hauttyps *abschätzen*, um daraus die für Sie ungefährliche und gesunde Sonnenexpositionsdauer zu berechnen.

Ich habe zwei Methoden entwickelt, mit denen Sie die richtige Menge Sonnenexposition erreichen, um Ihre Vitamin-D-Gesundheit zu erhalten. Die eine Methode basiert auf Erfahrungswerten und der Kenntnis der eigenen Sonnentoleranz (Holick-Formel für gefahrlose Sonnennutzung). Die andere Methode stützt sich auf die Fülle zugänglicher wissenschaftlicher Daten, die ich gesammelt und in eine Reihe spezifischer, benutzerfreundlicher Tabellen gefasst habe (Holick-Tabellen für gefahrlose Sonnennutzung, siehe Seite 117–122).

Sonnenschutzmittel hindern den Körper fast vollständig daran, aus dem Sonnenlicht Vitamin D zu produzieren. Ein LSF 8 reduziert die Vitamin-D-Produktion um 97,5 % und ein LSF 15 um 99,5 %. Benutzen Sie daher innerhalb der Zeitspanne, die als gefahrlose Sonnenexposition spezifiziert wurde, überhaupt kein Sonnenschutzmittel, tragen Sie anschließend aber ein Breitbandspektrum-Sonnenschutzmittel auf.

Wählen Sie dafür mindestens Lichtschutzfaktor 15, um die Zeit im Freien genießen zu können, ohne mögliche schädliche Wirkungen befürchten zu müssen.

Die UVB-Strahlung der Sonne kann Glas nicht durchdringen. Sonnenlicht, von dem Sie sich durch ein Fenster wärmen lassen, nützt der Vitamin-D-Produktion also leider nicht.

Ich bin kein Befürworter des Bräunens und empfehle die ausreichende Sonnenexposition nur zum Erreichen und Erhalten gesunder Vitamin-D-Spiegel und zur Verbesserung der psychischen Gesundheit. Wenn Sie aber für sich entschieden haben, dass das Wohlbefinden durch UVB-Exposition in Ihren Augen die Gefahren aufwiegt, will ich Sie nicht davon abhalten, sich längerer UVB-Exposition auszusetzen, als für Ihre Gesundheit erforderlich ist, vorausgesetzt, Sie kennen und akzeptieren die Risiken. Der Aufenthalt in der Sonne oder der Besuch im Solarium sind ausgezeichnete Möglichkeiten, um sicherzustellen, dass Sie gesunde Vitamin-D-Spiegel für eine optimale Knochen- und Zellgesundheit erreichen (nicht vergessen: Sonnenbänke mit UVA-Strahlen liefern diesen Nutzen nicht; hierzu brauchen Sie Lampen, die auch UVB abgeben).

Um es noch einmal ganz deutlich zu formulieren: Man bräunt verantwortungsbewusst mit 25 bis 50 % einer MED, sobald die Sonne kräftig genug scheint, um die Vitamin-D-Vorteile zu liefern.

## Gefahrlose Sonnennutzung anhand der Holick-Formel

Hier möchte ich Ihnen die Holick-Formel für gefahrlose Sonnennutzung vorstellen – meine auf Erfahrungswerten basierende Richtlinie für alle, die aus der Sonnenexposition gesundheitliche Vorteile ziehen möchten.

So sieht die Holick-Formel aus, anhand derer Sie ungefährliche Mengen Sonnenlicht aufnehmen und genügend Vitamin D im Interesse Ihrer Gesundheit produzieren können: Schätzen Sie ab, wie lange es unter den Bedingungen, unter denen Sie sonnen möchten, dauern würde, bis Sie einen leichten Sonnenbrand bekommen (bekannt als minimale Erythemdosis oder 1 MED). Ohne ein Sonnenschutzmittel aufzutragen, setzen Sie anschließend Ihre Hände, Arme und das Gesicht 25 % dieser Zeit der Sonne aus (oder Arme und Beine, wenn Sie Faltenbildung im Gesicht möglichst gering halten wollen). Meinen Berechnungen nach reicht diese Sonnenmenge zwei- oder dreimal pro Woche aus, um den Körper genügend Vitamin D produzieren zu lassen, damit er gesund bleibt. Nach dieser Expositionszeit sollten Sie ein Sonnenschutzmittel auftragen, um das Risiko für Hautkrebs und Falten zu verringern. Je größer die Hautfläche, die Sie der Sonne aussetzen, desto größer ist auch die Vitamin-D-Menge, die produziert wird. Wenn Sie nur Badehose oder Badeanzug tragen, brauchen Sie pro Sonnenbad weniger als 25 % der MED, um die Mindestmenge Vitamin D zu produzieren, die für eine gute Gesundheit erforderlich ist. Welche Körperpartien der Sonne ausgesetzt werden, spielt keine Rolle, wichtig ist nur, dass es 25 % sind.

Ein praktisches Beispiel für die Holick-Formel: Sie leben beispielsweise in New York und gehen in Long Island an den Strand. Sie sind relativ hellhäutig (Hauttyp 2) und schätzen, es würde eine halbe Stunde dauern, bis sich Ihre Haut in der Mittagszeit im Juli leicht rötet, weil Sie in diesem Sommer noch nicht viel draußen waren. Daher sollten Sie nun drei bis sechs Minuten in der Sonne bleiben, bevor Sie ein Sonnenschutzmittel auftragen. Wenn Sie eine Badehose oder einen Badeanzug tragen und dadurch 75 % des Körpers der Sonne aussetzen, reduziert sich die Expositionszeit ohne Sonnenschutzmittel auf ein Drittel, also auf lediglich 1 bis 2 Minuten.

### Holick-Formel für gefahrlose Sonnennutzung
Setzen Sie zu jeder Jahreszeit, in der Ihre Haut Vitamin D produzieren kann, 25 % Ihrer Körperfläche zwei- bis dreimal pro Woche 25 % einer MED aus (siehe Tabellen ab Seite 117).

### Welche Vitamin-D-Quellen gibt es sonst noch?
Die Sonne ist nicht die einzige Vitamin-D-Quelle. Zusätzlich zu wenigen Vitamin-D-reichen Speisen liefern auch Nahrungsergänzungen und künstliche UVB-Strahlen Vitamin D. Diese alternativen Quellen wurden in Kapitel 6 erläutert.

Wenn Sie hingegen ein dunkelhäutiger Amerikaner afrikanischer Abstammung sind und viele Stunden draußen am Strand von Long Island in der Sonne verbringen können, ohne einen Sonnenbrand zu bekommen – wenn Sie überhaupt je einen bekommen – verbringen Sie eine halbe Stunde in der Sonne, bevor sie ein Sonnenschutzmittel auftragen. Für Menschen, deren Hauttyp zwischen diesen Extremen liegt, bei denen sich die Haut innerhalb einer Stunde rötet, reichen 15 Minuten Sonnenexposition aus.

Sie müssen sich natürlich nicht an den Strand legen, um Vitamin D zu produzieren. Setzen Sie sich ins Freie oder gehen Sie in der Mittagspause spazieren. Wichtig ist nur, dass die Haut direkt dem Sonnenlicht ausgesetzt wird.

Während der Wintermonate kann man in hohen Breitengraden kein Vitamin D produzieren. Wenn Sie jedoch im Nordosten der USA leben und zwischen Mai und Oktober die Richtlinien befolgen, werden Sie genügend Vitamin D produziert haben, um gut durch den Winter zu kommen. Vitamin D wird im Körperfett gespeichert und im Winter je nach Bedarf abgegeben. (Bei Übergewichtigen ist dieser Prozess allerdings sehr viel weniger effizient, da der Körper das Vitamin D in diesem Fall zurückhält). Haben Sie zwischen Mai und Oktober keine ausreichenden Sonnenmengen tanken können, überlegen Sie sich für die Wintermonate alternative Vitamin-D-Formen wie Nahrungsergänzung in Tablettenform und den Besuch im Solarium (Tipps hierzu finden Sie in Kapitel 6).

Wie sieht es aus, wenn Sie in einem Klima wie beispielsweise in Florida mit ganzjährigem Sonnenschein leben? Auch hier gelten dieselben Regeln. Sie sollten versuchen, zwei- oder dreimal pro Woche einige Minuten Sonne abzubekommen, wobei die Länge der Exposition von Ihrem Hauttyp abhängt.

## Holick-Tabellen für gefahrlose Sonnennutzung

Die zweite genaue und praktische Methode, die Ihnen bei der Bestimmung hilft, wie viel Sonne Sie brauchen, entnehmen Sie den Tabellen, die ich auf der Grundlage meiner Forschung erarbeitet habe. Diese Tabellen geben die ungefährlichen Sonnenexpositionszeiten für verschiedene klimatische Regionen und verschiedene Hauttypen an.

Die wichtigsten Punkte, die Sie zuvor wissen müssen, sind Ihr Hauttyp und in welche Breitengrad-Kategorie Ihr Wohnort gehört. Entnehmen Sie den Hauttyp der folgenden Liste oder helfen Sie Ihrem Gedächtnis mit dem Kapitel „Welcher Hauttyp bin ich?" auf Seite 34 auf die Sprünge.

Typ 1: hellhäutig, bekommt immer Sonnenbrand, bräunt nie
Typ 2: bekommt leicht Sonnenbrand und bräunt schwer
Typ 3: bekommt manchmal Sonnenbrand und bräunt allmählich
Typ 4: bekommt selten Sonnenbrand und bräunt immer
Typ 5: mittel- bis dunkelhäutig, bekommt selten Sonnenbrand und bräunt immer
Typ 6: blau-schwarze Haut, bekommt nie Sonnenbrand und bräunt dunkel.

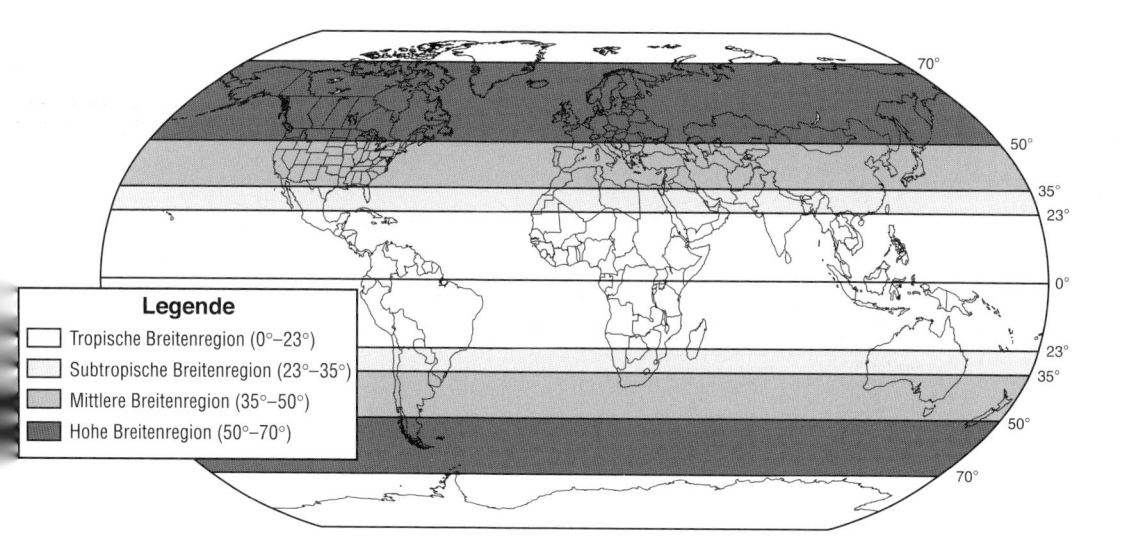

Abbildung 7.1 Weltkarte.

# Mein Rezept: Sonnenlicht

**Legende**
- Subtropische Breitenregion (23°–35°)
- Mittlere Breitenregion (35°–50°)
- Hohe Breitenregion (50°–70°)

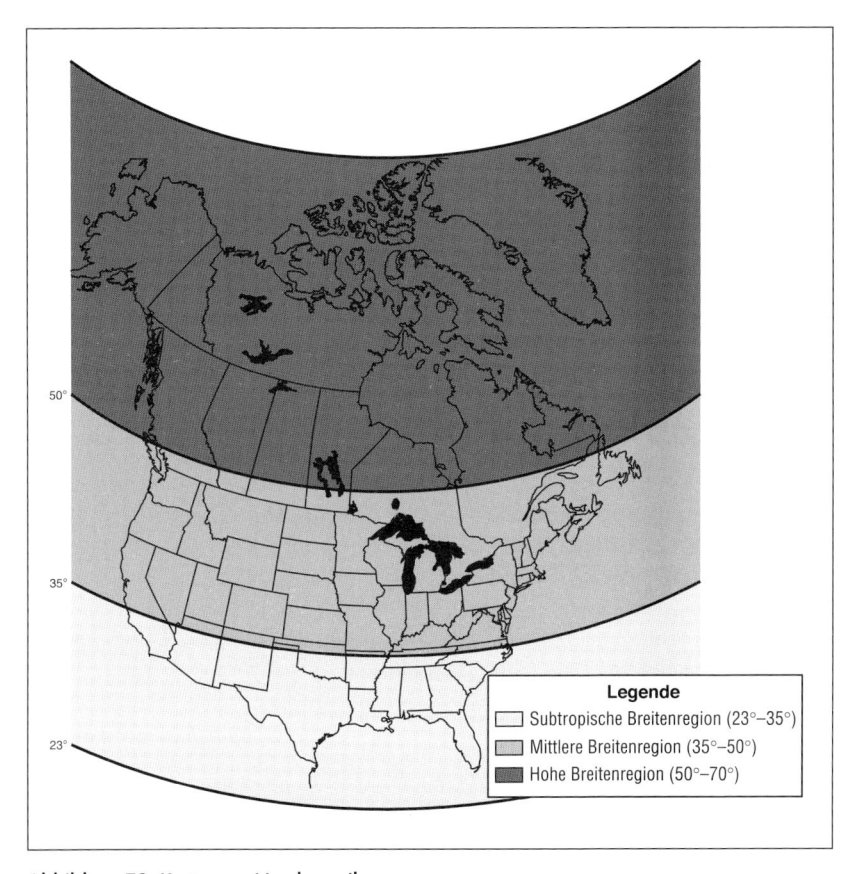

**Abbildung 7.2** Karte von Nordamerika.

Für meine Tabellen habe ich die Welt in vier Hauptklimazonen unterteilt: tropische, subtropische, mittlere und hohe Breitengrade. Bestimmen Sie anhand der Weltkarte (Abbildung 7.1) oder der Karte der USA (Abbildung 7.2), in welcher Region Sie leben oder wo Ihre Sonnenexposition stattfinden wird.

Sie können auch in Tabelle 7.1 und 7.2 nachlesen, in welcher Region Sie leben und wie viel Sonnenexposition für Sie auf Grund Ihres Hauttyps, der Region und Jahreszeit ungefährlich ist.

Holick-Tabellen für gefahrlose Sonnennutzung

Tabelle 7.1 Breitengrad und geographische Lage US-amerikanischer und kanadischer Städte

| Stadt | Breitengrad | geographische Lage |
|---|---|---|
| Albany, NY | 42 | Mittlere Breitenregion |
| Albuquerque, NM | 35 | Subtropische Breitenregion |
| Amarillo, TX | 35 | Subtropische Breitenregion |
| Anchorage, AK | 61 | Hohe Breitenregion |
| Atlanta, CA | 33 | Subtropische Breitenregion |
| Austin, TX | 30 | Subtropische Breitenregion |
| Baker, OR | 44 | Mittlere Breitenregion |
| Baltimore, MD | 39 | Mittlere Breitenregion |
| Bangor, ME | 44 | Mittlere Breitenregion |
| Birmingham, A. | 33 | Subtropische Breitenregion |
| Bismarck, ND | 46 | Mittlere Breitenregion |
| Boise, ID | 43 | Mittlere Breitenregion |
| Boston, MA | 42 | Mittlere Breitenregion |
| Buffalo, NY | 42 | Mittlere Breitenregion |
| Calgary, Alberta (CAN) | 51 | Hohe Breitenregion |
| Carlsbad, NM | 32 | Subtropische Breitenregion |
| Charleston, SC | 32 | Subtropische Breitenregion |
| Charleston, WV | 38 | Mittlere Breitenregion |
| Charlotte, NC | 35 | Subtropische Breitenregion |
| Cheyenne, WY | 41 | Mittlere Breitenregion |
| Chicago, IL | 41 | Mittlere Breitenregion |
| Cincinnati, OH | 39 | Mittlere Breitenregion |
| Cleveland, OH | 41 | Mittlere Breitenregion |
| Columbia, SC | 34 | Subtropische Breitenregion |
| Columbus, OH | 40 | Mittlere Breitenregion |
| Dallas, TX | 32 | Subtropische Breitenregion |
| Denver, CD | 39 | Mittlere Breitenregion |
| Des Mointes, IA | 41 | Mittlere Breitenregion |
| Detroit, MI | 42 | Mittlere Breitenregion |
| Dubuque, IA | 42 | Mittlere Breitenregion |
| Duluth, MN | 46 | Mittlere Breitenregion |
| Eastport, MF | 44 | Mittlere Breitenregion |
| El Centro, CA | 32 | Subtropische Breitenregion |
| El Paso, TX | 31 | Subtropische Breitenregion |
| Eugene, OR | 44 | Mittlere Breitenregion |
| Fargo, NO | 46 | Mittlere Breitenregion |
| Flagstaff, AZ | 35 | Subtropische Breitenregion |
| Fort Worth, TX | 32 | Subtropische Breitenregion |
| Fresno, CA | 36 | Mittlere Breitenregion |
| Grand Rapids, MI | 42 | Mittlere Breitenregion |
| Havre, MT | 48 | Mittlere Breitenregion |
| Helena, MT | 46 | Mittlere Breitenregion |
| Honolulu, HI | 21 | Tropische Breitenregion |
| Hot Springs, AR | 34 | Subtropische Breitenregion |
| Houston, TX | 29 | Subtropische Breitenregion |
| Idaho Falls, ID | 43 | Mittlere Breitenregion |
| Indianapolis, IN | 39 | Mittlere Breitenregion |

### Tabelle 7.1 Breitengrad und geographische Lage US-amerikanischer und kanadischer Städte (Fortsetzung)

| Stadt | Breitengrad | geographische Lage |
|---|---|---|
| Jackson, MS | 32 | Subtropische Breitenregion |
| Jacksonville, FL | 30 | Subtropische Breitenregion |
| Juneau, AK | 58 | Hohe Breitenregion |
| Kansas City, MO | 39 | Mittlere Breitenregion |
| Key West, FL | 24 | Subtropische Breitenregion |
| Kingston, Ontario (CAN) | 44 | Mittlere Breitenregion |
| Klamath Falls, OR | 42 | Mittlere Breitenregion |
| Knoxville, TN | 35 | Subtropische Breitenregion |
| Las Vegas, NV | 36 | Mittlere Breitenregion |
| Lewiston, ID | 46 | Mittlere Breitenregion |
| Lincoln, NE | 40 | Mittlere Breitenregion |
| London, Ontario (CAN) | 43 | Mittlere Breitenregion |
| Los Angeles, CA | 34 | Subtropische Breitenregion |
| Louisville, KY | 38 | Mittlere Breitenregion |
| Manchester, NH | 43 | Mittlere Breitenregion |
| Memphis, TN | 35 | Subtropische Breitenregion |
| Miami, FL | 25 | Subtropische Breitenregion |
| Milwaukee, WI | 43 | Mittlere Breitenregion |
| Minneapolis, MN | 44 | Mittlere Breitenregion |
| Mobile, AL | 32 | Subtropische Breitenregion |
| Montgomery, AL | 32 | Subtropische Breitenregion |
| Montpelier, VT | 44 | Mittlere Breitenregion |
| Montreal Quebec (CAN) | 45 | Mittlere Breitenregion |
| Moose Jaw, Saskatchewan (CAN) | 50 | Mittlere Breitenregion |
| Nashville, TN | 36 | Mittlere Breitenregion |
| Nelson, British Columbia (CAN) | 49 | Mittlere Breitenregion |
| Network NJ | 40 | Mittlere Breitenregion |
| New Haven, CT | 41 | Mittlere Breitenregion |
| New Orleans, LA | 29 | Subtropische Breitenregion |
| New York, NY | 40 | Mittlere Breitenregion |
| Nome, AK | 64 | Hohe Breitenregion |
| Oakland, CA | 37 | Mittlere Breitenregion |
| Oklahoma City, OK | 35 | Subtropische Breitenregion |
| Omaha, NE | 41 | Mittlere Breitenregion |
| Ottawa, Ontario (CAN) | 45 | Mittlere Breitenregion |
| Philadelphia, PA | 39 | Mittlere Breitenregion |
| Phoenix, AZ | 33 | Subtropische Breitenregion |
| Pierre, SD | 44 | Mittlere Breitenregion |
| Pittsburgh, PA | 40 | Mittlere Breitenregion |
| Port Arthur, Ontario (CAN) | 48 | Mittlere Breitenregion |
| Portland, ME | 43 | Mittlere Breitenregion |
| Providence, RI | 41 | Mittlere Breitenregion |
| Quebec, Quebec (CAN) | 46 | Mittlere Breitenregion |
| Raleigh, NC | 35 | Subtropische Breitenregion |
| Reno, NY | 39 | Mittlere Breitenregion |
| Richfield, UT | 38 | Mittlere Breitenregion |
| Richmond, VA | 37 | Mittlere Breitenregion |

## Tabelle 7.1 Breitengrad und geographische Lage US-amerikanischer und kanadischer Städte (Fortsetzung)

| Stadt | Breitengrad | geographische Lage |
|---|---|---|
| Roanoke, VA | 37 | Mittlere Breitenregion |
| Sacramento, CA | 38 | Mittlere Breitenregion |
| St. John, New Brunswick (CAN) | 45 | Mittlere Breitenregion |
| St. Louis, MO | 38 | Mittlere Breitenregion |
| Salt Lake City, UT | 40 | Mittlere Breitenregion |
| San Antonio, TX | 29 | Subtropische Breitenregion |
| San Diego, CA | 32 | Subtropische Breitenregion |
| San Francisco, CA | 37 | Mittlere Breitenregion |
| San Jose, CA | 37 | Mittlere Breitenregion |
| San Juan, Puerto Rico | 18 | Tropische Breitenregion |
| Santa Fe, NM | 35 | Subtropische Breitenregion |
| Savannah, GA | 32 | Subtropische Breitenregion |
| Seattle, WA | 47 | Mittlere Breitenregion |
| Shreveport, LA | 32 | Subtropische Breitenregion |
| Sioux Falls, SD | 43 | Mittlere Breitenregion |
| Sitka, AK | 57 | Hohe Breitenregion |
| Spokane, WA | 47 | Mittlere Breitenregion |
| Springfield, IL | 39 | Mittlere Breitenregion |
| Springfield, MA | 42 | Mittlere Breitenregion |
| Springfield, MO | 37 | Mittlere Breitenregion |
| Syracuse, NY | 43 | Mittlere Breitenregion |
| Tampa, FL | 27 | Subtropische Breitenregion |
| Toledo, OH | 41 | Mittlere Breitenregion |
| Toronto, Ontario (CAN) | 43 | Mittlere Breitenregion |
| Tulsa, OK | 36 | Mittlere Breitenregion |
| Victoria, British Columbia (CAN) | 48 | Mittlere Breitenregion |
| Virginia Beach, VO | 36 | Mittlere Breitenregion |
| Washington, DC | 38 | Mittlere Breitenregion |
| Wichita, KS | 37 | Mittlere Breitenregion |
| Wilmington, NC | 34 | Subtropische Breitenregion |
| Winnipeg, Maniloba (CAN) | 49 | Mittlere Breitenregion |

## Tabelle 7.2 Gefahrlose und für die Vitamin-D-Bildung wirksame Sonnenexposition

| Tropische Breitenregion (etwa 0.–23. Breitengrad; Honolulu, Jamaika, US-Virgin Islands) | | | | | | | | | | | |
|---|---|---|---|---|---|---|---|---|---|---|---|
| Tageszeit | | 8–11 Uhr | | | | 11–15 Uhr | | | 15–18 Uhr | | |
| Jahreszeit | Nov – Feb | März – Mai | Juni – Aug | Sept – Okt | Nov – Feb | März – Mai | Juni – Aug | Sept – Okt | Nov – Feb | März – Mai | Juni – Aug | Sept – Okt |
| **Minuten Sonnenbestrahlung** | | | | | | | | | | | | |
| Hauttyp 1 | 10–15 | 5–10 | 3–5 | 5–10 | 5–10 | 3–8 | 1–5 | 3–8 | 10–15 | 5–10 | 3–5 | 4–10 |
| Hauttyp 2 | 15–20 | 10–15 | 5–10 | 10–15 | 10–15 | 5–10 | 2–8 | 5–10 | 15–20 | 10–15 | 5–10 | 10–15 |
| Hauttyp 3 | 20–30 | 15–20 | 10–15 | 15–20 | 15–20 | 10–15 | 5–10 | 10–15 | 20–30 | 15–20 | 10–15 | 15–20 |
| Hauttyp 4 | 30–45 | 20–30 | 15–20 | 20–30 | 20–30 | 15–20 | 10–15 | 15–20 | 30–45 | 20–30 | 15–20 | 20–30 |
| Hauttyp 5–6 | 45–60 | 30–45 | 20–30 | 30–45 | 30–45 | 20–30 | 15–20 | 20–30 | 45–60 | 30–45 | 20–30 | 30–45 |

**Tabelle 7.2  Gefahrlose und für die Vitamin-D-Bildung wirksame Sonnenexposition** (Fortsetzung)

**Subtropische Breitenregion (etwa 23.–35. Breitengrad; Miami San Diego, Los Angeles)**

| Tageszeit | 8–11 Uhr | | | | 11–15 Uhr | | | | 15–18 Uhr | | | |
|---|---|---|---|---|---|---|---|---|---|---|---|---|
| Jahreszeit | Nov–Feb | März–Mai | Juni–Aug | Sept–Okt | Nov–Feb | März–Mai | Juni–Aug | Sept–Okt | Nov–Feb | März–Mai | Juni–Aug | Sept–Okt |
| **Minuten Sonnenbestrahlung** | | | | | | | | | | | | |
| Hauttyp 1 | 15–20 | 10–15 | 5–10 | 10–15 | 10–15 | 5–10 | 1–5 | 5–10 | 15–20 | 10–15 | 5–10 | 10–15 |
| Hauttyp 2 | 20–40 | 15–20 | 10–15 | 15–20 | 15–30 | 10–20 | 5–10 | 10–20 | 20–40 | 15–20 | 10–15 | 15–20 |
| Hauttyp 3 | 30–60 | 15–30 | 10–20 | 15–30 | 20–30 | 15–25 | 10–15 | 15–25 | 30–60 | 15–30 | 10–20 | 15–30 |
| Hauttyp 4 | 45–75 | 30–45 | 15–30 | 30–45 | 30–45 | 20–30 | 15–20 | 20–30 | 45–75 | 30–45 | 15–30 | 30–45 |
| Hauttyp 5–6 | 60–90 | 45–60 | 30–45 | 45–60 | 40–60 | 30–40 | 20–30 | 30–40 | 60–90 | 45–60 | 30–45 | 45–60 |

**Mittlere Breitenregion (etwa 35.–50. Breitengrad; Hyannis, New York, San Francisco)**

| Tageszeit | 8–11 Uhr | | | | 11–15 Uhr | | | | 15–18 Uhr | | | |
|---|---|---|---|---|---|---|---|---|---|---|---|---|
| Jahreszeit | Nov–Feb | März–Mai | Juni–Aug | Sept–Okt | Nov–Feb | März–Mai | Juni–Aug | Sept–Okt | Nov–Feb | März–Mai | Juni–Aug | Sept–Okt |
| **Minuten Sonnenbestrahlung** | | | | | | | | | | | | |
| Hauttyp 1 | 0 | 15–20 | 10–15 | 15–20 | 0 | 10–15 | 2–8 | 10–15 | 0 | 15–20 | 10–15 | 15–20 |
| Hauttyp 2 | 0 | 20–30 | 15–20 | 20–30 | 0 | 15–20 | 5–10 | 15–20 | 0 | 20–30 | 15–20 | 20–30 |
| Hauttyp 3 | 0 | 30–40 | 20–30 | 30–40 | 0 | 30–40 | 15–20 | 30–40 | 0 | 30–40 | 20–30 | 30–40 |
| Hauttyp 4 | 0 | 40–60 | 30–40 | 40–60 | 0 | 30–40 | 20–25 | 30–40 | 0 | 40–60 | 30–40 | 40–60 |
| Hauttyp 5–6 | 0 | 60–75 | 40–60 | 60–75 | 0 | 40–60 | 25–35 | 40–60 | 0 | 60–75 | 40–60 | 60–75 |

**Hohe Breitenregion (etwa 50.–75. Grad; Anchorage, Stockholm)**

| Tageszeit | 10–12 Uhr | | | | 12–15 Uhr | | | | 15–17 Uhr | | | |
|---|---|---|---|---|---|---|---|---|---|---|---|---|
| Jahreszeit | Okt–März | April–Mai | Juni–Aug | Sept | Okt–März | April–Mai | Juni–Aug | Sept | Okt–März | April–Mai | Juni–Aug | Sept |
| **Minuten Sonnenbestrahlung** | | | | | | | | | | | | |
| Hauttyp 1 | 0 | 20–25 | 15–20 | 20–25 | 0 | 10–20 | 5–10 | 10–20 | 0 | 20–25 | 15–20 | 20–25 |
| Hauttyp 2 | 0 | 25–40 | 20–30 | 25–40 | 0 | 15–25 | 10–15 | 15–25 | 0 | 25–40 | 20–30 | 25–40 |
| Hauttyp 3 | 0 | 30–50 | 25–40 | 30–50 | 0 | 20–30 | 15–20 | 20–30 | 0 | 30–50 | 25–40 | 30–50 |
| Hauttyp 4 | 0 | 45–60 | 30–50 | 45–60 | 0 | 30–40 | 20–30 | 30–40 | 0 | 45–60 | 30–50 | 45–60 |
| Hauttyp 5–6 | 0 | 60–90 | 50–60 | 60–90 | 0 | 40–60 | 30–40 | 40–60 | 0 | 60–90 | 50–60 | 60–90 |

## Sonnenlicht: wirksames Naturheilmittel

Irrationale Angst vor der Sonne ist nicht angebracht. Es sollte Ihnen klar geworden sein, dass maßvolle UVB-Exposition zahlreiche Vorteile hat. Dank der Informationen dieses Kapitels verfügen Sie nun über genaue Angaben, wie lange Sie in die Sonne gehen können, um die richtige Menge Sonnenlicht zu bekommen, damit Ihr Körper auf gefahrlose Art und Weise genügend Vitamin D produzieren und erhalten kann, wodurch Sie Ihre Gesundheit verbessern und verschiedenen chronischen Erkrankungen vorbeugen.

# Nachwort

Als ich dieses Buch gerade beendet hatte, erregte eine Ankündigung zum Thema UV-Strahlen und Gesundheit außerordentliche Aufmerksamkeit. Das „National Toxicology Program" der amerikanischen Bundesregierung hatte eine Erklärung abgegeben, in der es hieß, man habe die ultravioletten Strahlen der Liste „bekannter, beim Menschen krebserregender Stoffe" hinzugefügt. So ungeschickt dies seitens einer Behörde des US-Department of Health and Human Services auch war, gab es doch perfekt die falsche Vorstellung wieder, die hinsichtlich Sonnenlicht und Gesundheit vorherrscht und gibt mir noch Gelegenheit, in diesem Buch die Tatsachen gerade zu rücken.

Die bloße Aussage, dass UV-Strahlen karzinogen seien, ist verwirrend. Einer meiner Freunde brachte es auf den Punkt: Die Aussage, UV-Strahlen verursachten Krebs und sollten gemieden werden, könnte man übertragen und sagen: Im Wasser kann man ertrinken, also sollte man kein Wasser trinken. Es ist eine Irreführung, die Strahlen auf die Liste der Karzinogene zu setzen, ohne anzugeben, dass *übermäßige Exposition* das Problem ist und nicht die *Exposition an sich.*

Der Bericht des National Toxicology Program mit dem offiziellen Titel *10$^{th}$ Report on Carcinogens* kam im Dezember 2002 heraus. Das Hauptproblem dieses Berichts besteht darin, dass bei der Auswahl der Substanzen nicht berücksichtigt wird, mit welcher Menge dieser Substanz man in Berührung kommen muss, damit ihre Schädlichkeit überhaupt zum Tragen kommt. Die Autoren geben dies bei der Beschreibung der Auswahlkriterien selbst an: „Der Bericht stellt keine quantitative Bewertung des karzinogenen Risikos dar. Die Auflistung der Substanzen im vorliegenden Bericht bedeutet daher nicht, dass diese Substanzen für den Menschen in seinem Alltag ein Krebsrisiko darstellen."

Meiner Meinung nach wird die Liste der Karzinogene durch das Fehlen dieser lebenswichtigen Information sinnlos. Die Situation ist vergleichbar mit einem Fall in den 1980er Jahren. Damals wurde der künstliche Süßstoff Saccharin im *Report on Carcinogens* aufgeführt. Erinnern Sie sich an die Warnung auf dem Etikett der Limonadendosen, wo es hieß, das Produkt habe bei Versuchen mit Labortieren Krebs verursacht? Es ist bezeichnend, dass Saccharin 2002 wieder von der Liste gestrichen wurde, weil die Menge, die nötig war, um bei Labortieren Krebs hervorzurufen – 800 Dosen Diätlimo pro Ratte! – unrealistisch hoch war.

Man darf auch nicht vergessen, dass es überall in der Natur Karzinogene gibt. Es mag erschreckend klingen, aber in den meisten Speisen und Getränken sind bekannte Karzinogene versteckt. Ob man nun Leitungswasser nimmt (Chloroform), Getreideprodukte (Ethylendibromid EDB), Frühstücksspeck oder anderes gepökeltes Fleisch (Nitrosamine), Erdnussbutter (Aflatoxin), braunen Senf (Allylisothiocyanat), Basilikum (Estragol), Pilze (Hydrazine), Bier und Wein (Ethylalkohol) oder, wie bereits gesagt, einige Diätlimonaden (Saccharin).

Der American Council on Science and Health äußert sich über die Chancen, frei von allen Karzinogenen zu bleiben, folgendermaßen: „Keine menschliche Ernährung kann jemals frei sein von jeglichen, natürlich vorkommenden Karzinogenen oder toxischen Substanzen. Es ist tatsächlich sehr schwierig, *irgendeine* Speise zu finden, die *keine* schädliche chemische Substanz enthält, die entweder von Natur aus darin enthalten ist oder beim Kochen oder durch mikrobielle Zersetzung entsteht." Was ich damit sagen will ist, dass Karzinogene überall vorhanden sind – auch in natürlichen

# Nachwort

Substanzen, die wir zum Überleben brauchen. Alleine die Tatsache, dass etwas „natürlich" ist, bedeutet noch lange nicht, dass wir es in unbegrenzten Mengen konsumieren können, ohne irgendwelche negativen Folgen für unsere Gesundheit befürchten zu müssen. Zucker, Salz und sogar Sauerstoff sind im Übermaß gefährlich.

Der Beweggrund für die Entscheidung, UV-Strahlen als karzinogen einzustufen, widerspricht interessanterweise den Schlussfolgerungen über UV-Strahlen, die von der US Food and Drug Administration gezogen wurden – übrigens ebenfalls dem US-Departement of Health and Human Services zugehörig. Die Regierung steht folglich mit sich selbst im Widerspruch.

Bei aller Aufmerksamkeit, die dem *10$^{th}$ Report on Carcinogens* zuteil wurde, als UV-Strahlen in die Liste bekannter, für den Menschen karzinogener Stoffe aufgenommen wurden, bedeutet dies lediglich: Übermäßige Sonnenexposition oder übermäßige UV-Exposition im Solarium kann das Hautkrebsrisiko erhöhen. Kaum jemand wird diese Tatsache leugnen.

Es gibt noch viel zu tun, um die Bedeutung der UV-Strahlen für unsere allgemeine Gesundheit ins Bewusstsein zu rücken. Das vorliegende Buch soll in der öffentlichen Wahrnehmung die Sicht über die Rolle des Sonnenlichts in unserem Leben verändern. Ich hoffe, Ihnen damit ein Werkzeug in die Hand gegeben zu haben, mit dem Sie gut informiert Entscheidungen über Ihren Umgang mit Sonnenlicht, Solarien und Ihrem eigenen Wohlbefinden treffen können.

Die Zahl wissenschaftlicher Artikel über die günstige Beziehung zwischen UVB-Strahlen und Gesundheit nimmt zu. Im Dezember 2002 wurde in der offiziellen Zeitschrift der British Society of Toxicology ein wichtiger neuer Artikel veröffentlicht, in dem die günstigen Effekte des Sonnenlichts auf die Autoimmunerkrankung Multiple Sklerose, Typ I-Diabetes mellitus und rheumatoide Arthritis diskutiert wurden. In dem Artikel wurde erklärt, warum längere Sonnenexposition der Grund dafür ist, dass bestimmte Bevölkerungsgruppen niedrigere Raten dieser Autoimmunkrankheiten aufweisen als Bevölkerungsgruppen mit kürzerer Sonnenexposition.

Manchmal enthält auch der Humor tiefe Weisheiten. Als ich kürzlich auf eine *Peanuts*-Folge von Charles Schultz stieß, stellte ich fest (auch wenn es etwas beschämend war!), dass der legendäre Comiczeichner über das Sonnenlicht kurz und knapp genau die Meinung äußerte, zu der ich nach mehr als 30 Jahren medizinischer Forschung gelangt bin. In dem Cartoon öffnet Linus seinen Brotzeitbeutel und findet dort einen Zettel seiner Mama mit einer ausführlichen Liste guter Ratschläge. Die Liste schließt mit folgenden Worten: „Sitzt du in der Sonne? Ich hoffe es, denn ein bisschen Sonne ist gut, so lange wir es damit nicht übertreiben ... In dieser Jahreszeit dürften zehn Minuten gerade richtig sein."

Besser hätte ich es selbst nicht sagen können.

# Glossar

**Aktinische Keratose (Pl. Keratosen)** Die Krankheit zeigt sich in Form rauer, weißer, roter oder brauner schuppiger Hautflecken, normalerweise auf Körperpartien, die der Sonne ausgesetzt waren. Manchmal auch als Präkanzerose der Haut bezeichnet.
**Alzheimer-Krankheit** Progressive degenerative Erkrankung des Gehirns, die zu einer Verschlechterung der Gedächtnisleistung, des Denkens und Verhaltens führt.
**Apoptosis** Mechanismus, der Zellen die Selbstzerstörung ermöglicht.
**Arthritis** Gelenkentzündung, die häufig zur Gelenkzerstörung führt. Akute Arthritis ist durch Schmerzen, Rötung und Schwellung gekennzeichnet.
**Basalzelle** Hautzelle in der Tiefe der Epidermis, die sich ständig teilt und in die oberen Schichten der Epidermis wandert.
**Basalzellkarzinom (Basaliom)** Diese häufigste Form des Nicht-Melanom-Hautkrebses geht von den Basalzellen in der Epidermis aus, die sich unkontrolliert vermehren. Tritt gewöhnlich auf den Hautpartien auf, die am stärksten der Sonne ausgesetzt sind.
**Betaendorphin** (β-Endorphin) Das natürliche schmerzstillende Körperhormon, das auch für bestimmte Wohlgefühle verantwortlich ist und gelegentlich als „Glückshormon" bezeichnet wird.
**Breitbandspektrum-Sonnencreme** Sonnenschutzcreme, die sowohl UVA- als auch UVB-Strahlen abblockt.
**Dermis** Innere Hautschicht unter der Epidermis, die Blutgefäße, Lymphgänge, Nervenfasern und Nervenendigungen, Haarfollikel, Schweißdrüsen und Talgdrüsen sowie das fibrös elastische Netzwerk enthält, das die Epidermis schützt und stützt.
**Dysplastische Nävi** Anhäufungen von Melanozyten und umliegendem Gewebe, normalerweise größer als ein Muttermal, mit unregelmäßigen und undeutlichen Rändern.
**Elektrodesikkation** Hautkrebsbehandlung, bei der mit einer elektrischen Nadel das Gewebe um eine entfernte Hautpartie zerstört wird.
**Epidemiologe** Wissenschaftler, der Krankheitsmuster untersucht, um Verbindungen zwischen verschiedenen Faktoren herzustellen.
**Epidermis** Äußere Hautschicht aus Basalzellen und Plattenepithel, Stratum corneum und Melanozyten.
**Epiphyse** Kleine Drüse im Gehirn, die primär als endokrines Organ zur Produktion von Melatonin und Serotonin wirkt.
**Erythem** Wissenschaftlicher Begriff für die Rötung, die durch Sonnenbrand entstehen kann.
**Fibromyalgie** Relativ neue Krankheit mit Symptomen von Knochen- und Muskelschmerz und Schwäche.
**Holick Tageswert (HDV)** Empfohlene Menge Vitamin D, die jeder pro Tag erhalten sollte. Diese Menge ist beachtlich größer, als die Standardempfehlungen der US-Regierung.
**Hypertonie** Hauptursache von Schlaganfall und Herzinfarkt. Auch bekannt als Bluthochdruck.
**Hyperparathyreoidismus** Überfunktion der Nebenschilddrüse
**Internationale Einheit (IE)** Nach internationalem Standard anerkannte Menge einer biologischen Substanz (wie beispielsweise eines Vitamins), die einen bestimmten biologischen Effekt hervorruft. Für Vitamin D entspricht 1 IE 25 Nanogramm.
**Keratinozyten** Plattenepithel der Epidermis.
**Kryochirurgie** Zerstörung durch Kältebehandlung mit flüssigem Stickstoff. Mit diesem Verfahren werden Hautkrebs und andere Krebsformen entfernt oder zerstört.

# Glossar

**Kürettage** Behandlung mit einem Skalpell, mit dem unerwünschte Hautläsionen wie auch einige Hautkrebsarten entfernt werden.

**Laserchirurgie** Krebsbehandlung, bei der Wucherungen mit einem Laserstrahl weggeschnitten oder verdampft werden.

**Lentigo** Flacher, brauner, abgerundeter Fleck, überwiegend auf der Haut von Gesicht, Händen, Rücken und Füßen. Wird auch als Leberfleck oder Altersfleck bezeichnet.

**Lux** Maßeinheit für Licht.

**Melanin** Hautpigment, das von den Melanozyten produziert wird und Haut und Haar die Farbe verleiht.

**Melanom** Bösartiger Tumor der Melanozyten.

**Melanozyten** Zellen zwischen Epidermis und Dermis, die Melanin produzieren.

**Melatonin** Hormon, das von der Zirbeldrüse insbesondere als Reaktion auf Dunkelheit produziert wird und schläfrig macht.

**Metastasierung** Die Verbreitung von Krebszellen von der ursprünglichen Krankheitsstelle fort, normalerweise in andere Organe wie Lunge, Leber, Gehirn oder Lymphknoten.

**Minimale Erythemdosis (1 MED)** Dauer, bis jemand ohne Sonnenschutzmittel einen leichten Sonnenbrand bekommt (Hautrötung).

**Multiple Sklerose (MS)** Chronische, zu Invalidität führende Erkrankung der Myelinschicht des Gehirns und der Rückenmarksnerven.

**Myopathie** spezielle Form von Muskelschwäche

**Nävus (Pl. Nävi)** Pigmentierter Hautbereich. Auch als Muttermal bekannt.

**Nicht-Melanom-Hautkrebs** Krebs der Basalzellen oder des Plattenepithels.

**Osteomalazie** Erkrankung, die durch unklare Knochen- und Muskelschmerzen und Schwäche aufgrund unzureichender Knochenhärtung gekennzeichnet ist. Wird gelegentlich auch als Rachitis des Erwachsenen bezeichnet.

**Osteoporose** Krankheit, bei der die Knochen löchrig sind, spröde und schwach werden und daher zu Brüchen neigen.

**Osteodystrophie** Mischform von Osteomalazie und Osteoporose bei Nierenkranken

**P53-Gen** Gen, das für die Produktion des p53-Proteins verantwortlich ist, dessen Aufgabe es ist, beschädigte Zellen zu reparieren oder zur Selbstzerstörung zu veranlassen.

**Photoaging** Anzeichen der Hautalterung, die durch die Sonne verursacht oder verstärkt wird.

**Plattenepithel** Zellen in der Epidermis.

**Plattenepithelkarzinom** Hautkrebsart, die meist auf Hautpartien auftritt, die stärkster Sonnenbestrahlung ausgesetzt sind wie Nase, Oberseite der Ohren und Handrücken. Zeigt sich häufig in Form einer festen roten Geschwulst.

**Prämenstruelles Syndrom (PMS)** Symptomgruppe, die bei einer Frau regelmäßig in Verbindung mit ihrer Periode auftritt.

**Purpurfleck (Hämangiom)** Harmlose, stecknadelkopfgroße, kirschrote Erhebung, hervorgerufen durch eine Ansammlung erweiterter Blutgefäße.

**Rachitis** Krankheit von Kleinkindern, deren Knochen während der Entwicklung wegen Vitamin-D-Mangel nicht richtig härten, was dazu führt, dass diese Knochen unter dem Körpergewicht des Kindes verbiegen. Auch bekannt als Osteomalazie im Kindesalter.

**Rheumatoide Arthritis (RA)** Chronische Entzündungskrankheit primär in den Gelenken, aber auch in anderen Organsystemen.

**Saisonal bedingte Depression (SAD)** Erkrankung, die zum Jahreszeitenwechsel auftritt und durch starke depressive Stimmungen während der Wintermonate gekennzeichnet ist.

**Schichtarbeitersyndrom** Erkrankung bei Nachtschichtarbeitern. Vergleichbar mit SAD.

**Seborrhoische Keratose** Warzenähnliche, wachsartig aussehende Erhebung über die Hautoberfläche, die verschiedene Färbungen aufweisen kann.

**Sebum (Talg)** Ölige Substanz, die von den Talgdrüsen in der Haut abgesondert wird und die Haut vor dem Austrocknen schützt.

# Glossar

**Serotonin** Von der Epiphyse produziertes Hormon, das den Menschen glücklich und munter macht. Es wird auch an anderer Stelle im Gehirn produziert und dient als Neurotransmitter.

**Sklerose** Pathologische Verhärtung von Geweben, insbesondere durch Wucherung von Fasergewebe oder Zunahme an interstitiellem Gewebe.

**Sonnenbrand** Entzündliche Hautrötung nach übermäßiger Sonnenexposition. Wissenschaftlicher Begriff: Erythem.

**Sonnengegner** Jemand mit irrationaler Angst vor Sonnenlicht.

**Stratum corneum** Die oberste Hautschicht, die aus abgestorbenem und sich schuppendem Plattenepithel besteht, das zur Oberfläche gewandert ist.

**Suprachiasmatischer Nucleus (SCN)** Kleine Zellanhäufung in der Nähe des Gehirnzentrums, steuert die innere Uhr.

**Synovium** Membranhülle eines Gelenks, die eine durchsichtige, dickflüssige Flüssigkeit als Gelenkschmiere absondert.

**Telangiektasien** Ansammlungen kleiner, roter und blauer Blutgefäße auf Nase, Kinn oder Wangen, als eine normale Folge des Alterungsprozesses. Können durch Sonnenschädigung, Lebererkrankung, Schwangerschaft, Antibabypille, Östrogenersatztherapie oder Kortison verursacht werden.

**Typ I-Diabetes mellitus** Gelegentlich als juveniler Diabetes mellitus oder insulinabhängiger Diabetes mellitus bezeichnet. Diese chronische Krankheit tritt auf, wenn die B-Inselzellen der Bauchspeicheldrüse vom Immunsystem angegriffen werden und folglich nicht mehr genügend Insulin produzieren können, um die Blutzuckerspiegel zu kontrollieren.

**Ultraviolette (UV-)Strahlung** Eine Form elektromagnetischer Strahlung, die von der Sonne ausgeht.

**UVA-Photochemotherapie (PUVA)** Behandlung von Hautkrankheiten mit oral verabreichten Medikamenten (Psoralenen), die die Haut des Patienten hochempfindlich für UV-Strahlen machen, gefolgt von einer sorgfältig überwachten Exposition mit UV-Lampen oder natürlichem Sonnenlicht.

**UVA-Strahlung** Typ der ultravioletten Strahlung mit Energien zwischen 320 und 400 Nanometer, die die Erde erreicht. Verursacht Falten und kann für Melanome verantwortlich sein (in Europa wird der Bereich mit den Werten 315–400 nm angegeben).

**UVB-Strahlung** Typ der ultravioletten Strahlung mit Energien zwischen 290 und 319 Nanometer, die die Erde erreicht. Führt zu Hautrötung und kann das Risiko für Nicht-Melanom-Hautkrebs und Melanom-Hautkrebs erhöhen (in Europa wird der Bereich mit den Werten 280–315 nm angegeben).

**UVC-Strahlung** Typ der ultravioletten Strahlung mit Energien zwischen 200 und 289 Nanometer, die von der Erdatmosphäre vollständig absorbiert wird (in Europa wird der Bereich mit den Werten 200–280 nm angegeben).

**Verzögertes Schlafphasensyndrom** Störung, bei der die Hauptschlafphase im Verhältnis zur gewünschten Uhrzeit verzögert ist. Die Patienten können schlecht einschlafen, sie liegen häufig bis in die frühen Morgenstunden wach.

**Vitamin-D-Mangel** Erkrankung, bei dem der Körper nicht über genügend Vitamin D verfügt.

**Vitamin-D-Toxizität** Erkrankung, bei der der Körper zu viel Vitamin D aufgenommen hat.

**Vorverlagertes Schlafphasensyndrom** Störung, bei der die Hauptschlafphase im Verhältnis zur gewünschten Uhrzeit vorverlagert ist. Die Patienten fühlen sich nachmittags häufig groggy und müde, sie schlafen am frühen Abend ein und wachen dann mitten in der Nacht auf.

**Xeroderma pigmentosum (XP)** Äußerst seltene Hautkrankheit, bei der der Patient wegen eines genetischen Defekts höchst empfindlich auf Sonnenlicht reagiert. Dieser Defekt verhindert, dass selbst der geringste, durch Sonnenexposition entstandene DNS-Schaden repariert wird.

**Zirkadianer Rhythmus** Die Veränderungen im Tag-/Nachtrhythmus, denen der Mensch tagtäglich unterworfen ist und die von seiner inneren Uhr reguliert werden.

# Vorwort zur Bibliographie

Als dieses Buch in den Druck ging, führten die Nachrichten über dessen Inhalt bei vielen Dermatologen dazu, dass sie begannen, ihre „Messer zu schärfen". Hierbei ist wirklich außergewöhnlich, dass die hysterischen Kritiken an dem Buch im Angesicht einer wachsenden, überwältigenden Menge von gesicherten Beweisen gemacht werden, die meine Positionen unterstützen.

Diese Beweise liegen in Form von „wissenschaftlich begutachteten" Studien vor, die in renommierten medizinischen Zeitschriften publiziert sind. Was bedeutet hierbei „wissenschaftlich begutachtet"? Es verweist auf die Tatsache, dass diese Studien vor deren Veröffentlichung von einer Gruppe von Doktoren und Wissenschaftler sorgfältig dahingehend untersucht werden, auf welcher Methodologie sie basieren, welche Bedeutung den Ergebnissen in dem speziellen Bereich der Wissenschaft zukommt und wie gut die Untersuchungen durchgeführt wurden. Nur ein kleiner Prozentsatz der eingereichten Studien wird von den medizinischen Zeitschriften für die Veröffentlichung anerkannt.

Sogar als ich im Frühjahr 2004 die abschließenden Arbeiten für dieses Buch machte, wurden Studien publiziert, die Behauptungen von Forschern unterstützen und beweisen, dass anhaltend gesunde Vitamin-D-Spiegel grundlegend für gute Gesundheit sind. Einige der neuen Studien – wie eine zu Beginn von 2004 im *Journal of Clinical Densitometry* herausgegebene zeigt, dass Menschen in Boston, die während des Winters Bräunungseinrichtungen aufsuchten, höhere Vitamin-D-Spiegel und bessere Knochendichte aufwiesen als die Bostoner, die es nicht taten – stützen die Ausführungen in diesem Buches. Andere Studien, einschließlich der, die Sonnenlicht und Vitamin-D-Status mit einer niedrigeren Schizophrenierate verbindet, unterstreichen die Aussicht auf den vielfältigen Nutzen, der mit gesunder Sonnenexposition einhergeht. Wir kommen allmählich zu dem Verständnis, dass vielleicht alle Zellen in unserem Körper positiv auf aktiviertes Vitamin D reagieren, wodurch sich eine Vielzahl von nützlichen Wirkungen ergibt, die mit der UVB-Exposition mit natürlichen oder künstlichen Strahlungsquellen verbunden sind.

Diejenigen, die ein persönliches Interesse daran haben, „Sonnenphobie" zu fördern, kümmern sich nicht darum, dass wissenschaftlich begründete Studien mit zunehmender Häufigkeit verfügbar werden, die ihren Behauptungen widersprechen. Ihre Einstellung ist, dass die meisten Leute diese Studien nicht lesen, und jede Nachricht über sie in den konventionellen Medien mit einem weiteren „Meide die Sonne"-Alarm aufgehoben werden kann, begleitet von vagen Empfehlungen, mehr Milch zu trinken (was Ihnen natürlich nahezu nicht genug Vitamin D liefern kann, um der Gesundheit zu nützen).

Allerdings sind sie schrecklich darüber besorgt, dass es jetzt ein Buch gibt, das den gesunden Menschenverstand in unsere Einstellung zur Sonnenbestrahlung zurückbringt. Zweifellos werden sie versuchen, es als „unwissenschaftlich" abzutun. Deshalb war ich der Meinung, dass es äußerst wichtig ist, ein umfangreiches Literaturverzeichnis an das Ende dieses Buchs zu setzen, so dass Sie die Tatsachen zu Ihrer Verfügung haben. Sie können mehr über diese Studien lesen, wenn Sie nach den Autorennamen der Publikationen auf der Website der United States National Library of Medicine der Regierung (www.nlm.nih.gov, key word: pubmed) suchen. Soweit mehr Studien publiziert sind, bringe ich sie auf meiner Website www.UVAdvantage.com. Fühlen Sie sich also bitte so frei, sie zu besuchen und um zu sehen, was neu ist in diesem aufregenden Feld.

# Literaturhinweise

### Hautalterung/Falten
Bohm, M., Raghunath, M., Sunderkotter, C., Schiller, M., Stander, S., Brzoska, T., Cauvet, T., Schioth, H.B., Schwarz, T., and Luger, T.A. (2004). Collagen metabolism is a novel target of the neuropeptide-melanocyte-stimulating hormone. *Journal of Biological Chemistry 279(8):* 6959–6966.

Contet-Audonneau, J.L., Jeanmaire, C., and Pauly, G. (1999). A histological study of human wrinkle structures: Comparison between sunexposed areas of the face, with or without wrinkles, and sun-protected areas. *British Journal of Dermatology 140:* 1038–1047.

Holick, M.F., Ray, S., Chen, T., Tian, X., and Persons, K. (1994). Novel functions of a parathyroid hormone antagonist: Stimulation of epidermal proliferation and hair growth in mice. *Proceedings of the National Academy of Sciences 91:* 8014–8016.

Leung, W.C., and Harvey, I. (2002). Is skin ageing in the elderly caused by sun exposure or smoking? *British Journal of Dermatology 147(6):* 1187–1191.

### Alzheimer-Krankheit
Ancoli-Israel, S., Martin, J.L., Kripke, D.F., Marler, M., and Klauber, M.R. (2002). Effect of light treatment on sleep and circadian rhythms in demented nursing home patients. *Journal of the American Geriatrics Society 50(2):* 282–289.

Campbell, S.S., et al. (1988). Exposure to light in healthy elderly subjects and Alzheimer's patients. *Physiology & Behavior 42(2):* 141–144.

Colenda, C.C., et al. (1997). Phototherapy for patients with Alzheimer disease with disturbed sleep patterns: Results of a community-based pilot study. *Alzheimer Disease and Associated Disorders 11(3):* 175–178.

Graf, A., et al. (2001). The effects of light therapy on mini-mental state examination scores in demented patients. *Biological Psychiatry 50(9):* 725–727.

Mishima, K., et al. (1994). Morning bright light therapy for sleep and behavior disorders in elderly patients with dementia. *Acta Psychiatrica Scandinavica 89(1):* 1–7.

Mishima, K., et al. (1998). Randomized, dim light controlled, crossover test of morning bright light therapy for rest-activity rhythm disorders in patients with vascular dementia and dementia of Alzheimer's type. *Chronobiology International 15(6):* 647–654.

Satlin, A., et al. (1992). Bright light treatment of behavioral and sleep disturbances in patients with Alzheimer's disease. *American Journal of Psychiatry 149(8):* 1028–1032.

Yamadera, H., et al. (2000). Effects of bright light on cognitive and sleepwake (circadian) rhythm disturbances in Alzheimer-type dementia. *Psychiatry and Clinical Neurosciences 54(3):* 352–353.

### Autoimmunerkrankungen (Multiple Sklerose, rheumatoide Arthritis, Typ I-Diabetes mellitus etc.)
Adorini, L (2002). Immunomodulatory effects of vitamin D receptor ligands in autoimmune diseases. *International Immunopharmacolology 2:* 1017–1028.

Bemiss, C.J., Mahon, B.D., Henry, A., et al (2002). Interleukin-2 is one of the targets of 1,25-dihydroxyvitamin $D_3$ in the immune system. *Archives of Biochememistry and Biophysics 402:* 249–54.

Cantorna, M.T. (2000). Vitamin D and autoimmunity: is vitamin D status an environmental factor affecting autoimmune disease prevalence? *Proceedings of the Society for Experimental Biology and Medicine 223(3):* 230–233.

# Literaturhinweise

Hein, G., and Oelzner P. (2000). Vitamin D metabolites in rheumatoid arthritis: findings – hypotheses – consequences *Zeitschrift für Rheumatologie 59 (Supplement) 1:* 28–32. German.

Mahon, B.D., Wittke, A., Weaver, V., et al (2003). The targets of vitamin D depend on the differentiation and activation status of CD4 positive T cells. *Journal of Cellular Biochemistry 89:* 922–932.

Muller, K. and Bendtzen, K (1996). 1,25-dihydroxyvitamin $D_3$ as a natural regulator of human immune functions. *The Journal of Investigative Dermatology. Symposium Proceedings 1:* 68–71.

Muller K. and Bendtzen, K. (1992). Inhibition of human T lymphocyte proliferation and cytokine production by 1,25-dihydroxyvitamin $D_3$. Different effects on CD45RA+ and CD45RO+ cells. *Autoimmunity 14:* 37–43.

Ponsonby, A.-L, McMichael, A., and van der Mei, I. (2002). Ultraviolet radiation and autoimmune disease: Insights from epidemiological research. *Toxicology 181-182:* 71–78.

Staples, J.A., Ponsonby, A.L., Lim, L.L. and McMichael, A.J. (2003). Ecologic analysis of some immune-related disorders, including type 1 diabetes, in Australia: latitude, regional ultraviolet radiation, and disease prevalence. *Environmental Health Perspectives 111(4):* 518–23.

Thomasset, M. (1994). Vitamin D and the Immune System. *Patholgie-Biologie (Paris) 42:* 163–172.

## Krebserkrankungen innerer Organe (Brust, Darm, Eierstöcke, Prostata etc.)

Ahonen, M., Tenkanen, L., Teppo, L., Hakama, M., and Tuohimaa, P. (2000). Prostate cancer risk and prediagnostic serum 25-hydroxyvitamin D levels. *Cancer Causes and Control 11:* 847–852.

Ainsleigh, H.G. (1993). Beneficial effects of sun exposure on cancer mortality. *Preventive Medicine 22(1):* 132–140.

Apperly, F.L. (1941). The relation of solar radiation to cancer mortality in North America. *Cancer Research 1:* 191–195.

Freedman, D.M., Dosemeci, M., and McGlynn, K. (2002). Sunlight and mortality from breast, ovarian, colon, prostate, and non-melanoma skin cancer: A composite death certificate based case-control study. *Occupational and Environmental Medicine 59(4):* 257–262.

Garland, C.F., Garland, F.C., Shaw, E.K., Comstock, G.W., Helsing, K.J., and Gorham, E.D. (1989). Serum 25-hydroxyvitamin D and colon cancer: Eight-year prospective study. *Lancet 18:* 1176–1178.

Garland, F.C., Garland, C.F., Gorham, E.D., and Young, J.F. (1990). Geographic variation in breast cancer mortality in the United States: A hypothesis involving exposure to solar radiation. *Preventive Medicine 19:* 614–622.

Grant, W.B. (2002). An ecologic study of dietary and solar ultraviolet-B links to breast carcinoma mortality rates. *Cancer 94(1):* 272–281.

Grant, W.B. (2002). An estimate of premature cancer mortality in the United States due to inadequate doses of solar ultraviolet-B radiation, a source of vitamin D. Cancer *94(6):* 1867–1875.

Grant, W.B. and de Gruijl, F.R. (2003). Health Benefits of solar UV-B radiation through the production of vitamin D. Comment and Response. *Photochemical Photobiological Sciences 2:* 1–4.

Grau, M.V., Baron, J.A., Sandler, R., Haile, R., Beach, M.L., Church R. and Heber D. (2003). Vitamin D, calcium supplementation, and colorectal adenomas: results of a randomized trial. *Journal of the National Cancer Institute 95:* 1765–1766.

Hanchette, C.L, and Schwartz, G.G. (1992). Geographic patterns of prostate cancer mortality: Evidence for a protective effect of ultraviolet radiation. *Cancer 70(12):* 2861–2869.

Havender, W.R. (1996). Docs *Nature Know Best? Natural Carcinogens and Anti-carcinogens in America's Food.* Originally written for the American Council on Science and Health. 5th Edition.

Holick, M.F. (2001) Sunlight „dilemma": Risk of skin cancer or bone disease and muscle weakness. *Lancet 357:* 4–6.

Jacobs, E.T., Martinez, M.E. and Alberts, D.S. (2003). Research and public health implications of the intricate relationship between calcium and vitamin D in the prevention of colorectal neoplasia. *Journal of the National Cancer Institute 95:* 1736–1737.

# Literaturhinweise

John, E.M., Schwartz, G.G., Dreon, D.M., and Koo, J. (1999). Vitamin D and breast cancer risk: The NHANESI epidemiologic follow-up study, 1971–1975 to 1992. National Health and Nutrition Examination Survey. *Cancer Epidemiology, Bio-markers & Prevention 8(5):* 399–406.

Lefkowitz, E.S., and Garland, C.F. (1994). Sunlight, vitamin D, and ovarian cancer mortality rates in U.S. women. *International Journal of Epidemiology 23(6):* 1133–1136.

Luscombe, C.J., Fryer, A.A., French, M.E., Liu, S., Saxby, M.F., Jones, P.W., and Strange, R.C. (2001). Exposure to ultraviolet radiation: Association with susceptibility and age at presentation with prostate cancer. *Lancet 358(9282):* 641–642.

National Toxicology Program, U.S. Department of Health and Human Services, Public Health Service. (2002). *10$^{th}$ Report on Carcinogens.* Pursuant to Section 301(b)(4) of the Public Health Service Act as Amended by Section 262, PL 95–622.

Schwartz, G.G., Whitlatch, L.W., Chen T.C., Lokeshwar, B.L., and Holick, M.F. (1998). Human prostate cells synthesize 1,25-dihydroxyvitamin $D_3$ from 25-hydroxyvitamin $D_3$. *Cancer Epidemiology, Biomarkers & Prevention 7:* 391–395.

Tangpricha, V., Flanagan, J.N., Whitlatch, L.W., Tseng, C.C., Chen, T.C., Holt, P.R., Lipkin, M.S., and Holick, M.F. (2001). 25-hydroxy-vitamin-D-1[alpha]-hydroxylase in normal and malignant colon tissue. *Lancet 357:* 1673–1674.

## Herz-Kreislauf-Krankheiten

Holick, M.F. (2002). Sunlight and vitamin D: Both good for cardiovascular health. *Journal of General Internal Medicine 17:* 733–735.

Krause, R., Bühring, M., Hopfenmüller, W., Holick, M.F., and Sharma, A.M. (1998). Ultraviolet B and blood pressure. *Lancet 352(9129):* 709–710.

Li, Y., Kong, J., Wei, M., Chen, Z.F., Liu, S., and Cao, L.P. (2002). 1,25-dihydroxyvitamin $D_3$ is a negative endocrine regulator of the reninangiotensin system. *Journal of Clinical Investigation 110(2):* 229–238.

Rostand, S.G. (1979). Ultraviolet light may contribute to geographic and racial blood pressure differences. *Hypertension 30:* 150–156.

Scragg, R., Jackson, R., Holdaway, I.M., Lim, T., and Beaglehole, R. (1990). Myocardial infarction is inversely associated with plasma 25-hydroxyvitamin $D_3$ levels: A community-based study. *International Journal of Epidemiology 19:* 559–563.

Zittennan, A., Schulze Schleithoff, S., Tenderich, C., Berthold, H., Koefer, R., and Stehle, P. (2003). Low vitamin D status: A contributing factor in the pathogenesis of congestive heart failure? *Journal of the American College of Cardiology 41(1):* 105–112.

## Zirkadianer Rhythmus

Ancoli-Israel, S., Martin, J.L., Kripke, D.F., Marler, M., and Klauber, M.R. (2002). Effect of light treatment on sleep and circadian rhythms in demented nursing home patients. *Journal of the American Geriatrics Society 50(2):* 282–289.

Brainard, G.C., Hanifin, J.P., Rollag, M.D., Greeson, J., Byme, B., Glickman,G., Gemer, E., and Sanford, B. (2001). Human melatonin regulation is not mediated by the three cone photopic visual system. *Journal of Clinical Endocrinology and Metabolism 86(1):* 433–436.

Campbell, S.S., and Murphy, P.J. (1998). Extraocular circadian phototransduction in humans. *Chronobiology International 279:* 396–399.

Czeisler, C.A., et al. (1995). Use of bright light to treat maladaptation to night shift work and circadian rhythm sleep disorders. *Journal of Sleep Research 4(S2):* 70–73.

Czeisler, C.A., Shanahan, T.L., Klerman, E.B., Martens, H., Brotman, D.J., Emens, J.S., Klein, T., and Rizzo, J.F. (1995). Suppression of melatonin secretion in some blind patients by exposure to bright light. *New England Journal of Medicine 332:* 6–11.

Eastman, C.I., et al. (1999). How to use light and dark to produce circadian adaptation to night shift work. *Annals of Medicine 31(2):* 87–98.

# Literaturhinweise

Midwinter, M.J., et al. (1991). Adaptation of the melatonin rhythm in human subjects following night-shift work in Antarctica. *Neuroscience Letters 122(2):* 195–198.

Schiller, M., Brzoska, T., Bohm, M., Metze, D., Scholzen, T.E., Rougier, A. and Luger, T.A. (2004). Solar-simulated ultraviolet radiation-induced upregulation of the melanocortin-1 receptor, pro-opiomelanocortin, and -melanocyte-stimulating hormone in human epidermis in vivo. *Journal of Investigative Dermatology 122:* 468–476.

Zanello, S.B., Jackson, D., and Holick, M.F. (2000). Expression of the circadian clock genes *clock* and *period 1* in human skin. *Journal of Investigative Dermatology 115(4):* 757–760.

## Depression: Saisonal bedingt und nicht saisonal bedingt

Czeisler, C.A., et al. (1995). Use of bright light to treat maladaptation to night shift work and circadian rhythm sleep disorders. *Journal of Sleep Research 4(S2):* 70–73.

Eastman, C.I., et al. (1998). Bright light treatment of winter depression. *Archives of General Psychiatry 55:* 883–889.

Gambichler, T, et al. (2002). Impact of UVA exposure on psychological parameters and circulating serotonin and melatonin. *Dermatology 2(1):* 6.

Gloth, F.M., Alam, W., and Hollis, B. (1999). Vitamin D vs broad spectrum phototherapy in the treatment of seasonal affective disorder. *The Journal of Nutrition, Health and Aging 3:* 5–7.

Kripke, D.F. (1998). Light treatment for nonseasonal depression: Speed, efficacy, and combined treatment. *Journal of Affective Disorders 49(2):* 109–117.

Kripke, D.F., Risch, S.C., and Janowsky, D. (1983). Bright white light alleviates depression. *Psychiatry Research 10(2):* 105–112.

Lam, R.W., et al. (1989). Phototherapy for depressive disorders: A review. *Canadian Journal of Psychiatry 34(2):* 140–147.

Lam, R.W., and Levitt, A.J. (eds.). (2000). Canadian consensus guidelines for the treatment of seasonal affective disorder: A summary of the report of the Canadian consensus group on SAD. *Canadian Journal of Diagnosis.*

Levins, P.C., Carr, D.B., Fisher, J.E., Momtaz, K., and Parrish, J.A. (1983). Plasma [beta]-endorphin and [beta]-lipotropin response to ultraviolet radiation. *Lancet 2(8342):* 166.

Lewy, A.J., et al. (1998). Morning vs. evening light treatment of patients with winter depression. *Archives of General Psychiatry 55:* 890–896.

Loving, R.T., Kripke, D.F., and Shuchter, S.R. (2002). Bright light augments antidepressant effects of medication and wake therapy. *Depression and Anxiety 16(1):* 1–3.

Partonen, T., and Lonnqvist, J. (1998). Seasonal affective disorder. *Lancet 352:* 1369–1374.

Pinchasov, B.B., et al. (2002). Mood and energy regulation in seasonal and non-seasonal depression before and after midday treatment with physical exercise or bright light. *Psychiatry Research 94(1):* 29–42.

Prasko, J., et al. (2002). Bright light therapy and/or imipramine for inpatients with recurrent non-seasonal depression. *Neuroendocrinology Letters 23(2):* 109–113.

Rao, M.L., et al. (1990). The influence of phototherapy on serotonin and melatonin in non-seasonal depression. *Pharmacopsychiatry 23(3):* 155–158.

Rosenthal, N.E. (1993). Diagnosis and treatment of seasonal affective disorder. *Journal of the American Medical Association 270(22):* 2717–2720.

Rosenthal, N.E., Sack, D.A., Gillin, J.C., Lewy, A.J., Goodwin, F.K., Davenport, Y., Mueller, P.S., Newsome, D.A., and Wehr, T.A. (1984). Seasonal affective disorder: A description of the syndrome and preliminary findings with light therapy. *Archives of General Psychiatry 41(1):* 72–80.

Swartz, P.J., et al. (1996). Winter seasonal affective disorder: A follow-up study of the first 59 patients of the National Institute of Mental Health Seasonal Studies Program. *American Journal of Psychiatry 153(8):* 1028–1036.

Terman, M., et al. (1998). A controlled trial of timed bright light and negative air ionization for treatment of winter depression. *Archives of General Psychiatry 55:* 875–882.

# Literaturhinweise

Wetterberg, L. (1992). Light therapy of depression; basal and clinical aspects. *Pharmacology & Toxicology 77(Suppl 1):* 96–106.

Wurtman, R.J., and Wurtman, J.J. (1989). Carbohydrates and depression. *Scientific American 260:* 68–75.

## Diabetes mellitus (siehe auch Autoimmunerkrankungen)

Baynes, K.C., Boucher, B.J., Feskens, E.J. and Kromhout, D. (1997). Vitamin D, glucose tolerance and insulinaemia in elderly men. *Diabetologia 40:* 344–7.

Beauliew, C., Kestekian, R., Havrankova, J., and Gascon-Barre, M. (1993). Calcium is essential in normalizing intolerance to glucose that accompanies vitamin D depletion in vivo. *Diabetes 42:* 35–43.

Hypponen, E., Laara, E., Reunanen, A., Jarvelin, M.R., and Virtanen, S.M. (2001). Intake of vitamin D and risk of type 1 diabetes: A birthcohort study. *Lancet 358(9292):* 1500–1503.

Isaia, G., Giorgino, R. and Adami, S. (2001). High prevalence of hypovitaminosis D in female type 2 diabetic population. *Diabetes Care 24:* 1496.

Ishida, H., Seino, Y. and Matsukura, S. (1985). Diabaetic osteopenia and circulating levels of vitamin D metabolites in type 2 (noninsulin-dependent) diabaetes. *Metabolism 34:* 797–801.

Mathieu, C., Waer, M., Laureys, J., Rutgeerts, O., and Bouillon, R. (1994). Prevention of autoimmune diabetes in NOD mice by 1,25 dihydroxyvitamin $D_3$. *Diabetologia 37:* 552–558.

Norris, J.M. (2001). Can the sunshine vitamin shed light on type 1 diabetes? *Lancet 358(9292):* 1476–1478.

## Multiple Sklerose (siehe auch Autoimmunerkrankungen)

Cantorna, M.T., Hayes, C.E., and DeLuca, H.F. (1996). 1,25-Dihydroxyvitamin $D_3$ reversibly blocks the progression of relapsing encephalomyelitis, a model of multiple sclerosis. *Proceedings of the National Academy of Sciences 93:* 7861–7864.

Cantorna, M.T., Woodward, W.D., Hayes, C.E., et al (1998) 1,25-Dihydroxyvitamin $D_3$ is a positive regulator for the two anti-encephalitogenic cytokines TGF beta 1 and IL-4. *Journal of Immunology, 160:* 5314–5319.

Garcion, E., Nataf, S,. Berod, A. et al (1997). 1,25-Dihydroxyvitamin $D_3$ inhibits the expression of inducible nitric oxide synthase in rat central nervous system during experimental allergic encephalomyelitis. *Brain Research. Molecular Brain Research 45:* 255–267.

Goldberg, P. (1974). Multiple Sclerosis: vitamin D and calcium as environmental determinants of prevalence. Part 2: Biochemical and genetic factors. *International Journal of Environmental Studies 6:* 121–129.

Hayes, C., Cantorna, M.T., DeLuca, H.F. (1997). Vitamin D and multiple sclerosis. *Proceedings of the Society for Experimental Biology and Medicine 216:* 21–27.

Hernan, M.A., Olek, M.J., Ascherio, A. (1999). Geographic variation of MS incidence in two prospective studies of US women. *Neurology 51:* 1711–1718.

Hogancamp, W.E., Rodriguez, M., Weinshenker, B.G. (1997). The epidemiology of multiple sclerosis. *Mayo Clinic Proceedings 72:* 871–878.

Nashold, F.E., Hoag, K.A., Goverman, J., et al (2001). Rag-1-dependent cells are necessary for 1,25-dihydroxyvitamin $D_3$ prevention of experimental autoimmune encephalomyelitis. *Journal of Neuroimmunology 119:* 16–29.

Penna, G., and Adorini, L. (2000). 1[alpha], 25-dihydroxyvitamin $D_3$ inhibits differentiation, maturation, activation, and survival of dendritic cells leading to impaired alloreactive T cell activation. *Journal of Immunology 164:* 2405–2411.

Yang, S., Smith, C., and DeLuca, H. (1993). 1[alpha], 25-dihydroxyvitamin $D_3$ and 19-nor-l alpha, 25-dihydroxyvitamin $D_2$ suppress immunoglobulin production and thymic lymphocyte proliferation in vivo. *Biochimica et Biophysica Acta 1158:* 279–286.

## Muskelstärke

Bischoff-Ferrari, H.A., Borchers, M., Gudat, F., Durmuller, U., Stahelin, H.B., and Dick, W. (2004). Vitamin D receptor expression hi human muscle tissue decreases with age. *Journal of Bone and Mineral Research 19(2):* 265–269.

# Literaturhinweise

Bischoff-Ferrari, H.A., Conzelmann, M., Dick, W., Theiler, R., and Stahelin, H.B. (2003). Effect of vitamin D on muscle strength and relevance in regard to osteoporosis prevention. *Zeitschrift fur Rheumatologie 62(6):* 518–521.

Dhesi, J.K., Beame, L.M., Moniz, C., Hurley, M.V., Jackson, S.H., Swift, C.G., and Allain, T.J. (2002). Neuromuscular and psychomotor function in elderly subjects who fall and the relationship with vitamin D status. *Journal of Bone and Mineral Research 17:* 891–897.

Gloth, F.M., Smith, C.E., Hollis, B.W. and Tobin, J.D. (1995). Functional improvement with vitamin D replenishment in a cohort of frail, vitamin-D-deficient older people. *Journal of the American Geriatric Society 43:* 1269–1271.

Verhaar, H.J., Samson, M.M., Jansen, P.A., de Vreede, P.L., Manten, J.W., and Duursma, S.A. (2000). Muscle strength, functional mobility and vitamin D in older women. *Aging 12:* 455–460.

Visser, M., Dorly, J., Deeg, H. and Lips, P. (2003). Low vitamin D and high parathyroid hormone levels as determinants of loss of muscle strength and muscle mass (Sarcopenia): the longitudinal aging study Amsterdam. *Journal of Clinical Endocrinology and Metabolism 88:* 5766–5772.

## Übergewicht (Adipositas)

Wortsman, J., Matsuoka, L.Y., Chen, T.C., Lu, Z., and Holick, M.F. (2000). Decreased bioavailability of vitamin D in obesity. *American Journal of Clinical Nutrition 72(3):* 690–693.

## Osteomalazie/Fibromyalgie

Glerup, H., and Eriksen, E. (2001). Hypovitaminosis D myopathy. In M.F. Holick (ed.), *Biological Effects of Light* (pp. 185–192). Boston: Kluwer Academic Publishers.

Gloth, F.M., Lindsay, J.M., Zelesnick, L.B., and Greenough, W.B. (1991). Can vitamin D deficiency produce an unusual pain syndrome? *Archives of Internal Medicine 151:* 1662–1664.

Holick, M.F. (2003). Vitamin D deficiency: What a Pain it is. *Mayo Clinic Proceedings 78(12):* 1457–1459.

Malabanan, A.O., Turner, A.K., and Holick, M.F. (1998). Severe generalized bone pain and osteoporosis in a premenopausal black female: Effect of vitamin D replacement *Journal of Clinical Densitometry 1:* 201–204.

Plotnikoff, G.A., and Quigley, J.M. (2003). Prevalence of severe hypovitaminosis D in patients with persistent, nonspecific musculoskeletal pain. *Mayo Clinic. Proceedings 78:* 1463–1470.

## Osteoporose

Chapuy, M.C., Arlot, M.E., Duboeuf, F., et al. (1992). Vitamin $D_3$ and calcium to prevent hip fractures in elderly women. *New England Journal of Medicine 327:* 1637–1642.

Dawson-Hughes, B., Harris, S.S., Krall, E.A., and Dallal, G.E. (1997). Effect of calcium and vitamin D supplementation on bone density in men and women 65 years of age or older. *New England Journal of Medicine 337:* 670–676.

Heikinheimo, R.J., Inkovaara, J.A., Harju, E.J., Haavisto, M.V., Kaarela, R.H., Kataja, J.M., Kokko, A.M., Kolho, L.A., and Rajala, S.A. (1992). Annual injection of vitamin D and fractures of aged bones. *Calcified Tissue International 51(2):* 105–110.

Rosen, C.J., Morrison, A., Zhou, H., Storm, D., Hunter, S.J., Musgrave, K., Chen, T., Wen-Wei, L, and Holick, M.F. (1994). Elderly women in northern New England exhibit seasonal changes in bone mineral density and calciotropic hormones. *Bone and Mineral 25:* 83–92.

## Prämenstruelles Syndrom

Anderson, D.J., Legg, N.J., and Ridout, D.A. (1997). Preliminary trial of photic stimulation for premenstrual syndrome. *Journal of Obstetrics and Gynaecology 17(1):* 76–79.

Lam, R.W., et al. (1999). A controlled study of light therapy in women with late luteal phase dysphoric disorder. *Psychiatry Research 86(3):* 185–192.

Parry, B.L., et al. (1987). Treatment of a patient with seasonal premenstrual syndrome. *American Journal of Psychiatry 144(6):* 762–766.

Parry, B.L., et al. (1989). Morning versus evening bright light treatment of late luteal phase dysphoric disorder. American *Journal of Psychiatry 146(9):* 1215–1217.
Parry, B.L., et al. (1991). Atenolol in premenstrual syndrome: A test of the melatonin hypothesis. *Psychiatry Research 37(2):* 131–138.
Parry, B.L., et al. (1997). Blunted phase-shift responses to morning bright light in premenstrual dysphoric disorder. *Journal of Biological Rhythms 12(5):* 443–456.

## Schuppenflechte (Psoriasis)
Diffey, B.L., Larko, 0., and Swanbeck, G. (1981). UV-B doses received during different outdoor activities and UV-B treatment of psoriasis. *British Journal of Dermatology 106:* 33–41.
Holick, M.F. (1998). Clinical efficacy of l,25-dihydroxyvitamin $D_3$ and its analogues in the treatment of psoriasis. *Retinoids 14 (1):* 12–17.
Nickoloff, B., Schroder, J., von den Driesch, P., Raychaudhuri, S., Farber, E., Boehncke, W.-H., Morhenn, V., Rosenberg, E., Schon, M., and Holick, M.F. (2000). Is psoriasis a T-cell disease? *Experimental Dermatology 9:* 359–375.
Perez, A., Chen, T.C., Turner, A., Raab, R., Bhawan, J., Poche, P., and Holick, M.F. (1996). Efficacy and safety of topical calcitriol (1,25-dihydroxyvitamin $D_3$) for the treatment of psoriasis. *British Journal of Dermatology 134:* 238–246.

## Rheumatoide Arthritis (siehe auch Autoimmunerkrankungen)
Cantorna, M.T., Hayes, C.E., and DeLuca, H.F. (1998). 1,25-Dihydroxycholecalciferol inhibits the progression of arthritis in murine models of human arthritis. *Journal of Nutrition 128:* 68–72.
Merlino, L.A., Curtis, J., Mikuls, T.R., Cerhan, J.R., Criswell, LA. and Saag, K.G. (2004) Vitamin D intake is inversely associated with rheumatoid arthritis. *Arthritis & Rheumatism 50(1):* 72–77.

## Rachitis
Hess, A.F., and Unger, L.F, (1921). Cure of infantile rickets by sunlight. *Journal of the American Medical Association 77:* 33–41.
Kreiter, S.R., Schwartz, R.P., Kirkman, H.N., Charlton, P.A., Calikoglu, A.S., and Davenport, M. (2000). Nutritional rickets in African American breast-fed infants. *Journal of Pediatrics 137:* 2–6.
Opp, T.E. (1964). Infantile hypercalcaemia, nutritional rickets, and infantile scurvy in Great Britain. *British Medical Journal 1:* 1659–1661.
Sniadecki, J. (1840). *On the Cure of Rickets.* Cited by W. Mozolowski in *Nature 143:* 141 (1939).

## Schizophrenie
Brown, J., Bianco, J.I., McGrath, J.J., and Eyles, D.W. (2003) 1,25-dihydroxyvitamin $D_3$ induces nerve growth factor, promotes neurite outgrowth and inhibits mitosis in embryonic rat hippocampal neurons. *Neuroscience Letters 343(2):* 139–143.
Burkert, R., McGrath, J., and Eyles, D. (2003) Vitamin D receptor expression in the embryonic rat brain. *Neuroscience Research Communications 33:* 63–71
Davies, G., Welham, J., Chant, D., Torrey, E.F. and McGrath, J. (2003). A systematic review and meta-analysis of Northern Hemisphere season of birth studies in schizophrenia. *Schizophrenia Bulletin 29(3):* 587–593.
Eyles, D., Brown, J., Mackay-Sim, A., McGrath, J. and Feron, F. (2003). Vitamin $D_3$ and brain development. *Neuroscience 118(3):* 641–653.
Kendell, R.E. and Adams, W. (2002). Exposure to sunlight, vitamin D and schizophrenia. *Schizophrenia Research 54(3):* 193–198.
McGrath, J., Eyles, D., Mowry, B., Yolken, R. and Buka, S. (2003) Low maternal vitamin D as a risk factor for schizophrenia: a pilot study using banked sera. *Schizophrenia Research 63(1-2):* 73–8.
McGrath, J., Saari, K., Haddo, H., Jokelainen, J., Jones, P., Jarvelin, M.R., Chant, D., and Isohanni, M. (2004). Vitamin D supplementation during the first year of life and risk of schizophrenia: a Finnish birth cohort study. *Schizophrenia Research 67(2–3):* 237–45.

# Literaturhinweise

McGrath, J., Selten, J.P. and Chant, D. (2002). Long-term trends in sunshine duration and its association with schizophrenia birth rates and age at first registration – data from Australia and the Netherlands. *Schizophrenia Research 54:* 199–212.

McGrath, J.J. and Welham, J.L. (1999). Season of birth and schizophrenia: a systematic review and meta-analysis of data from the Southern Hemisphere. *Schizophrenia Research 35:* 237–42.

Pedersen, C.B. and Mortensen, P.B. (2001). Evidence of a dose-response relationship between urbanicity during upbringing and schizophrenia risk. *Archives of General Psychiatry 58(11):* 1039–46.

Torrey, E.F., Miller, J., Rawlings, R. and Yolken, R.H. (1997). Seasonality of births in schizophrenia and bipolar disorder: a review of the literature. *Schizophrenia Research 28(1):* 1–38.

## Hautkrebs

Black, H., et al. (1995). Evidence that a low-fat diet reduces the occurrence of non-melanoma skin cancer. *International Journal of Cancer 62(2):* 165–169.

Garland, F.C., and Garland, C.F. (1990). Occupational sunlight exposure and melanoma in the U.S. Navy. *Archives of Environmental Health 45(5):* 261–267.

Ziegler, A., Jonason, A.S., Leffell, D.J., Simon, J.A., Shanna, H.W., Kimmelman, J., Remington, L., Jacks, T., and Brash, D.E. (1994). Sunburn and p53 in the onset of skin cancer. *Nature 372:* 773–776.

Veierod, M.B., Weiderpass, E., Thorn, M., Hansson, J., Lund, E., Armstrong, B. and Adami, H. (2003) A prospective study of pigmentation, sun exposure, and risk of cutaneous malignant melanoma in women. *Journal of the National Cancer Institute 95:* 1530–1538.

## Schlafstörungen

Terman, M., Lewy, A.J., Dijk, D.-J., Boulos, Z., Eastman, C.I., and Campbell, S.S. (1995). Light treatment for sleep disorders: Consensus report. IV. Sleep phase and duration disturbances. *Journal of Biological Rhythms 10:* 135–147.

## Sonnenbank-Anwendung

Koutkia, P., Lu, Z., Chen, T.C., and Holick, M.F. (2001). Treatment of vitamin D deficiency due to Crohn's disease with tanning bed ultraviolet B radiation. *Gastroenterology 121:* 1485–1488.

## Vitamin-D-Mangel

Chapuy, M.C., Arlot, M., Duboeuf, F., Braun, J., Crouzet, B., Arnaud, S., Delmas, P., and Meunier, P.J. (1992). Vitamin $D_3$ and calcium to prevent hip fractures in elderly women. *New England Journal of Medicine 327:* 1627–1642.

Chapuy, M.C., Preziosi, P., Maaner, M., Amaud, S., Galan, P., Hercberg, S., and Meunier, P.J. (1997). Prevalence of vitamin D insufficiency in an adult normal population. *Osteoporosis International 7:* 439–443.

Feranchak, A.P., Sontag, M.K., Wagener, J.S., Hammond, K.B., Accurso, F.J., and Sokol, R.J. (1999). Prospective, long-term study of fat-soluble vitamin status in children with cystic fibrosis identified by newborn screen. *The Journal of Pediatrics 135:* 601–610.

Friedman, H.Z., Langman, C.B., and Favus, M.J. (1985). Vitamin D metabolism and osteomalacia in cystic fibrosis. *Gastroenterology 88(3):* 808–813.

Glerup, H., Middelsen, K., Poulsen, L, Hass, E., Overbeck, S., Andersen, H., Charles, P., and Eriksen, E.F. (2000). Hypovitaminosis D myopathy without biochemical signs of osteomalacia bone involvement. *Calcified Tissue International 66:* 419–424.

Gloth, F.M., Tobin, J.D., Sherman, S.S., and Hollis, B.W. (1991). Is the recommended daily allowance for vitamin D too low for the homebound elderly? *Journal of the American Geriatric Society 39:* 137–141.

Gordon, C.M., DePeter, K.C., Estherann, G., and Emans, S.J. (2003). Prevalance of vitamin D deficiency among healthy adolescents. *Endo 2003, Endocrine Society Meeting* (abstract) OR21-2, 87.

Heaney, R.P. (2003). Long-latency deficiency disease: insights from calcium and vitamin D. *American Journal of Clinical Nutrition 78(5):* 912–9.

# Literaturhinweise

Holick, M.F. (2002). Too little vitamin D in pre-menopausal women: Why should we care? *American Journal of Clinical Nutrition 76:* 3–4.

Holick, M.F. (2002). Vitamin D: The underappreciated D-lightful hormone that is important for skeletal and cellular health. *Current Opinion on Endocrinology and Diabetes 9:* 87–98.

Lark, R.K., Lester, G.E., Onjes, D.A. et al (2001). Diminished and erratic absorption of ergocalciferol in adult cystic fibrosis patients. *American Journal of Clinical Nutrition 73:* 602–606.

Lips, P. (2001). Vitamin D deficiency and secondary hyperparathyroidism in the elderly: consequences for bone loss and fractures and therapeutic implications. *Endocrine Reviews 22:* 477–501.

Malabanan, A., Veronikis, I.E., and Holick, M.F. (1998). Redefining vitamin D insufficiency. *Lancet 351:* 805–806.

Nesby-O'Dell, S., Scanlon, K., Cogswell, M., Gillespie, C., Hollis, B., and Looker, A. (2002). Hypovitaminosis D prevalence and determinants among African American and white women of reproductive age: Third national health and nutrition examination survey, 1988-1994. *American Journal of Clinical Nutrition 76:* 187–192.

Sullivan, S.S., Rosen, C.J., Chen, T.C., and Holick, M.F. (2003). Seasonal changes in serum 25(OH)D in adolescent girls in Maine. *American Society of Biomedical Research Annual Meeting* (abstract) M470, p. S407.

Tangpricha, V., Pearce, E.N., Chen, T.C., and Holick, M.F. (2002). Vitamin D insufficiency among free-living healthy young adults. *American Journal of Medicine 112:* 659–662.

Thomas, K.K., Lloyd-Jones, D. H., Thadhani, R.I., et al (1998) Hypovitaminosis D in medical inpatients. *New England Journal of Medicine 338:* 777–783.

Vieth, R., Ladak, Y., and Walfish, P.G. (2003). Age-related changes in the 25-hydroxyvitamin D versus parathyroid hormone relationship suggest a different reason why older adults require more vitamin D. *Journal of Clinical Endocrinology and Metabolism 88(1):* 185–191.

## Vitamin D in Milch und Orangensaft

Holick, M.F., Shao, Q., Liu, W.W., and Chen, T.C. (1992). The vitamin D content of fortified milk and infant formula. *New England Journal of Medicine 326:* 1178–1181.

Tangpricha, V., Koutkia, P., Rieke, S.M., Chen, T.C., Perez, A.A., and Holick, M.F. Fortification of orange juice with vitamin D: A novel approach to enhance vitamin D nutritional health. *American Journal of Clinical Nutrition.* In press.

## Vitamin D in der Nahrung

Barger-Lux, M.J., Heaney, R.P., Dowell, S., Chen, T.C., and Holick, M.F. (1998). Vitamin D and its major metabolites: Serum levels after graded oral dosing in healthy men. *Osteoporosis International 8:* 222–230.

Dawson-Hughes, B., Harris, S.S., and Dallal, G.E. (1997). Plasma calcidiol, season, and serum parathyroid hormone concentrations in healthy elderly men and women. *American Journal of Clinical Nutrition 65:* 67–71.

Heaney, R.P., Barger-Lux, J., Dowell, M.S., Chen, T.C., and Holick, M.F. (1997). Calcium absorptive effects of vitamin D and its major metabolites. *Journal of Clinical Endocrinology and Metabolism 82:* 4111–4116.

Heaney, R.P., Dowell, M.S., Hale, C.A. and Bendich, A. (2003). Calcium absorption varies within the reference range for serum 25-hydroxyvitamin D. *Journal of the American College of Nutrition 22(2):* 142–146.

Heaney, R.P., Davies, M., Chen, T.C., Holick, M.F., and Barger-Lux, M.J. (2003). Human serum 25-hydroxycholecalciferol responses to extended oral dosing with cholecalciferol. *American Journal of Clinical Nutrition 77(1):* 204–210.

Holick, M.F. (2001). Sunlight Dilemma: risk of skin cancer or bone disease and muscle weakness. *Lancet 357:* 4–6.

Holick, M.F. (2002). Too little vitamin D in pre-menopausal women: why should we care? *American Journal of Clinical Nutrition (editorial) 76:* 3–4.

# Literaturhinweise

Holick, M.F. (2003). Vitamin D: A millennium perspective. *Journal of Cellular Biochemistry 88:* 296–307.

Holick, M.F. (2004). Vitamin D: importance in the prevention of cancers, type 1 diabetes, heart disease, and osteoporosis. *American Journal of Clinical Nutrition 79:* 362–371.

Holick, M.F. (1998). Vitamin D requirements for humans of all ages: New increased requirements for women and men 50 years and older. *Osteoporosis International 8:* S24–S29.

Vieth, R., Chan, P.C., and MacFarlane, G.D. (2001). Efficacy and safety of vitamin $D_3$ intake exceeding the lowest observed adverse effect level. *American Journal of Clinical Nutrition 73:* 288–294.

Jones, G. and Dwyer, T. (1998). Bone mass in prepubertal children: gender differences and the role of physical activity and sunlight exposure. *Journal of Clinical Endocrinology and Metabolism 83:* 4274–4279.

Souberbielle, J.-C., Lawsbn-Body, E., Hammadi, B., Sarfati, E., Kahan, A. and Cormier C. (2003). The use in clinical practice of parathyroid hormone normative values established in vitamin-D-sufficient subjects. *Journal of Clinical Endocrinology and Metabolism 88(8):* 3501–3504.

Tangpricha, V., Spina, K., Decastro, S., Chen, T.C., Mathieu, J., and Holick, M.F. (2004) Bone health and vitamin D status in men and women who frequent tanning salons. *Journal of Clinical Densitometry,* ISCD 10th Meeting, Abstract B-44.

Vieth, R., Ladak, Y., and Walfish, P.G. (2003). Age-related changes in the 25-hydroxyvitamin D versus parathyroid hormone relationship suggest a different reason why older adults require more vitamin D. *Journal of Clinical Endocrinology and Metabolism 88:* 185–191.

## Vitamin-D-Synthese in der Haut

Chel, V.G.M., Ooms, M.E., Popp-Snijders, C., Pavel, S., Schothorst, AA, Meulemans, C.C.E., and Lips, P. (1998). Ultraviolet irradiation corrects vitamin D deficiency and suppresses secondary hyperparathyroidism in the elderly. *Journal of Bone and Mineral Research 13:* 1238–1242.

Chuck, A., Todd, J., and Diffey, B. (2001). Subliminal ultraviolet-B irradiation for the prevention of vitamin D deficiency in the elderly: A feasibility study. *Photodermatology, Photoimmunology and Photomedidne 17(4):* 168–171.

Haddad, J.G., Matsuoka, L.Y., Hollis, B.W., Hu, Y.Z., and Wortsman, J. (1993). Human plasma transport of vitamin D after its endogenous synthesis. *Journal of Clinical Investigation 91:* 2552–2555.

Holick, M.F. (2003). Vitamin D: A millennium perspective. *Journal of Cellular Biochemistry 88:* 296–307.

Krause, R., Matulla-Nolte, B., Dobberke, J.A.,Bühring, M. (2003). UV Irradiation is superior to vitamin D supplementation due to extrarenal synthesis of calcitriol. *Nephrology Dialysis Transplantation18(S4):* 145.

Matsuoka, L.Y., Ide, L, Wortsman, J., MacLaughlin, J., and Holick, M.F. (1987). Sunscreens suppress cutaneous vitamin $D_3$ synthesis. *Journal of Clinical Endocrinology and Metabolism 64:* 1165–1168.

Matsuoka, L.Y., Wortsman, J., Hanifan, N., and Holick, M.F. (1988). Chronic sunscreen use decreases circulating concentrations of 25-hydroxyvitamin D: A preliminary study. *Archives of Dermatology 124:* 1802–1804.

Matsuoka, L.Y., Wortsman, J., Dannenberg, M.J., Hollis, B.W., Lu, Z., and Holick, M. F. (1992). Clothing prevents ultraviolet-B radiation dependent photosynthesis of vitamin $D_3$. *Journal of Clinical Endocrinology and Metabolism 75:* 1099–1103.

Matsuoka, L.Y., McConnachie, P., Wortsman, J., and Holick, M.F. (1999). Immunological responses to ultraviolet light B radiation in black individuals. *Life Sciences 64:* 1563–1569.

Tian, X.Q., Chen, T.C., Matsuoka, L.Y., Wortsman, J., and Holick, M.F. (1993). Kinetic and thermodynamic studies of the conversion of previtamin $D_3$ to vitamin $D_3$ in human skin. *Journal of Biological Chemistry 268:* 14888–14892.

Webb, A.R., Pilbeam, C., Hanafin, N., and Holick, M.F. (1990). A oneyear study to evaluate the roles of exposure to sunlight and diet on the circulating concentrations of 25-OH-D in an elderly population in Boston. *American Journal of Clinical Nutrition 51:* 1075–1081.

# Literaturhinweise

Webb, A.R., Kline, L, and Holick, M.F. (1998). Influence of season and latitude on the cutaneous synthesis of vitamin $D_3$: Exposure to winter sunlight in Boston and Edmonton will not promote vitamin $D_3$ synthesis in human skin. *Journal of Clinical Endocrinology and Metabolism 67:* 373–378.

## Bücher

Holick, M.F. (ed.). (1998). *Vitamin D: Physiology, Molecular Biology, and Clinical Applications.* Totowa, NJ: Humana Press.

Holick, M.F. (ed.). (2001). *Biologic Effects of Light* (Proceedings of Symposium, Boston, MA). Boston: Kluwer Academic Publishing.

Holick, M.F., and Dawson-Hughes, B. (eds.). (2004) *Nutrition and Bone Health.* Totowa, NJ: Humana Press.

Holick, M.F., and Kligman, A. (eds.). (1992). *Biologic Effects of Light* (Proceedings of Symposium, Atlanta, GA). Berlin: Walter de Gruyter.

Holick, M.F., and Jung, E.G. (eds.). (1996). *Biologic Effects of Light* (Proceedings of Symposium, Atlanta, GA). Berlin: Walter de Gruyter.

Holick, M.F., and Jung, E.G. (eds.). (1999). *Biologic Effects of Light* (Proceedings of Symposium, Basel, Switzerland). Boston: Kluwer Academic Publishing.

Jung, E.G., and Holick, M.F. (eds.). (1994). *Biologic Effects of Light* (Proceedings of Symposium, Basel, Switzerland). Berlin: Walter de Gruyter.

# Register

Aktinische Keratose 33, 35, **52**, 125
Alzheimer-Krankheit 100, 125
Anderson, D.J. 98
Apoptosis 30, 35, **125**
Apperly, Frank 71
Arthritis 12, 21, 25, 59, 79, **83**, 124, 125
Autoimmunkrankheit 12, 58, 79, 124

**B**asalzelle 29, 30–33, 36, 125, 126
Basalzellkarzinom (Basaliom) 32, 73, 126
– β-Endorphin 26, 89, 91, 105, 109, 113, 125
Biopsie 42
Bluthochdruck 9, 12, 27, 75, 78, 79, 114, 125
Brainard, George 104
Bräunung
    – Vorteile von 111, 113
    – Physiologie 30
Breitbandspektrum-Sonnencreme 114, 125
Brustkrebs 18, 32, 72, **73**
Bühring, Malte 78, 79
Bush, George W 33

**C**alcium 13, 20, 62–64, 68, 77, 109
$CO^2$/Erbium Laser 55
Cook, Frederick 92

**D**armkrebs 11, 17, 72, **74**, 87
DeLuca, Hector 8, 20, 81
Densitometrie 61, 63
Depression
    – allgemein 9, 26, 58, 59, 91, 92, 94–**96**, 98, 126
    – chronische 95
    – Lichttherapie 95, 97, 104
    – leichte 96
    – mit prämenstruellem Syndrom 26, 58, 59, 91, **92**
    – SAD 25, 59, 91, **92**, 94, 126
    – Symptome 95
Dermabrasion 55
Dermatologen 28, 54, 58, 86, 87
Dermis 28, 29, 33, 39, 49, **125**
Diabetes mellitus 12, 53, 82, 83, 99, 105, 106
– Typ 1 9, 25, 59, 79, **82**, 83, 114
– Typ 2 82, 83, 124
Diät und Hautkrebs 45
DNS, Reparationssytem 36, 38
Dopamin 89
Dysplastischer Naevi 37, **38**, 125

**E**lektrodesikkation 126
Epidermis 28, 29, 30, 32, 39, 125, **126**
Epilepsie 61
Epiphyse 90, 94, **125**
Erbium- YAG Laser 55
Erythem **30**, 125, 127

**F**alten
    – allgemein 7, 19, 26, **48**, 50, 52, 112–115
    – Behandlung 48, 55
    – Holick's Faltenbehandlung 56
    – Reduktion 51
    – Ursachen 15, 48
Fettinjektion 55
Fett Malabsorptions-Syndrom 61
Fibromyalgie 21, 65, **125**
Finsen, Niels Ryberg 58
Formel für sicheres Sonnen 70, 114, **115**

**G**arland, Cedric 8, 38, 74
Garland, Frank 8, 38, 74
Gesundheit
    – allgemein 7, 9–**12**, 14, 18, 20, 27, 28, 35, 43, 46, 51, 58, 59, 64, 68, 76, 78, 87, 91, 98, 107, 108, 111–115, 123, 124
    – Zellgesundheit 20–24, 59, **71**, 76, 79, 84, 87
    – Organgesundheit 23, 59, **75**, 76
    – Herzgesundheit 12, 13, 78
    – Knochengesundheit 12, 16, 21–23, 59, **61**, 62, 68, 77, 87, 106

**H**aut
    – Hautkrankheiten 12, 52, 53, 85
    – natürliche Anpassung 22, 30, 46
    – Sonnenlicht, und 48
    – dunkle, und Sonnenlicht 13, 26, 60

# Register

Hautalterung 19, **50**–52, 58, 110, 126
Hautkrebs
– Ernährung 45
– Hauttyp 34
– Krebsrisiko 18, 124
– Nicht-Melanom 15–18, 31–36, 40–47, 51, 73, 111, 114, 126
– Selbstkontrolle 41
– Sonnenlicht , und 17, **28**, 31
– Tatsachen über 31
– Ursachen, von 28, **35**
– Vorbeugung 18, **42**, 45
Hamilton, George 9
Hämangiom **53**, 126
Heliotherapie 6
Herz-Kreislauferkrankungen 9, 12, 22, 27, 46, 50, 59, 73–79, 91, 105
Hess, Alfred 67
Hippokrates 92
Holick, Michael 56, 68, 70, 115, 117
Holick Tageswert (HDV) 125
Holick-Formel für gefahrlose Sonnennutzung 70
Home, Everhard 16
Hyaluronsäure 55
Hyperparathryoidismus 79
Hypertonie 27, 74, 75, 78, 82, 106, 114, 126

Innere Uhr 12, 102, 105, 127
Immunsystem 24, 35, 37, 79, 81–86, 114, 127
Implantate 54
International Smart Tan Network 111

John, Ester 73

Karzinogene 123, 124
Keratinozyten 29, 125
Krebs und Sonnenlicht 72
Kinerase (Furfurinylsäure) 55
Knochen
– Densitometrie 61, 63
– Dichte 12, 62–66
– Gesundheit 12, 16, 21–23, 59, **61**, 62, 68, 77, 87, 106
Kollagen 48, 49, 54, 55
Kosmetikindustrie 18
Krause, Rolfdieter 8, 78, 79
Kryochirurgie 42, 127
Kultur und Vitamin D Defizit 60, 65
Kürettage 42, 126

Laser resurfacing 54
Lentigo 126

Leber 22, 24, 33, 53, 61, 77, 86
Leberfleck 41, 52, 126
Lebertran 108
Leptin 22
Lichtkasten 95, 102, **103**
– Alternativen 104
Lichttherapie **16**, 17, 58, 91, 95, 97, 101, 102, 104
Lebensstil 49, **50**, 60, 68
Lifting 56
LSF 11, 43, 69, 70, 113
Lymphozyten 79

MED 51, 69, 70, 106, 111, 114–116, 126
MDT5 56
Melanin 29, 30, 34, 46, 49, 60, 75, 112, 126
Melanozyten 29, 30, 33, 36–39, 126
Melanom
– Ursachen 15, 36
– Sonne, und 31, 32
– Vorbeugen 32
Melatonin 89, 90, 94, 97, 126
Milch 11, 16, 18, 21, 23, 67, 106, 107, 109
Moore, Tom 8, 45
Muttermal 33–**38**, 41, 125, 126
Muttermilch 21, 61, 67
Multiple Sklerose 12, 25, 79, **80**, 114

Naevi, siehe Dysplastischer Naevi
National Toxicology Program report 123
Nicht-Melanom-Hautkrebs **32**, 36, 42, 111, 114
Niere 20–24, 61, 76–79, 82, 86, 109
Niere, chronische Erkrankungen 79
Niederdrucklampen 111–113
Nahrung
– allgemein 21, 22, 61, 88, 91, 113
– calciumhaltig 13, 62
– Nahrungsergänzungsmittel 11, 24, 106, 109

Osteomalazie 9, 21, 22, 59, 62, **65**, 67, 113, 126
Osteoporose 12, 18, 43, **62**–68, 84, 86, 108, 126
Ozonschicht 15

p53-Gen 35, 36, 126
pädiatrische Osteomalazie siehe Rachitis
Photoaging 48, 51, 55
Photobiologie 8, 16, 17, 58
Photoisomer 109
Plattenepithelkarzinom 32, **33**, 52, 111, 126
Plattenepithel 29, 36, 126
Pore 29
Prämenstruelles Syndrom (PMS) **97**

# Register

Prostatakrebs 27, 71–**73**, 77
Psoralen 128
Psoriasis **85**–87
PTH 56
PUVA siehe UVA-Photochemotherapie

**R**asse, und Vitamin D-Defizit 34, 60, 63
Rachitis 16, 17, 21, 58–62, **67**, 68, 106, 108, 126
Rauchen, und Falten 50
Religion, und Sonne 13
Remodeling 61
Resurfacing, nonablatives 55
Rheumatoide Arthritis (RA), 59, 79, **83**, 124, 126
Rikli, Arnold 16
Rosenthal, Norman 92, 93, 94

**S**aisonal bedingte Depression (SAD)
 – Sonnenlicht 12, 92
 – Symptome 93
 – Behandlung 94–96
Schlaf
 – Störung, des 59, 96, 101
 – Nachtschichtarbeit 99, 100
 – Tipps, für einen besseren 102
Schlafphasensyndrom 127
Schichtarbeitersyndrom 99, 100
Schultz, Charles 124
Seborrhoische Keratose **52**, 126
Sebum (Talg) 29, 128
Serotonin 89, 90, 97, 98, 109, 125, 127
Sklerose 127
Sniadecki, Jedrzej 16, 67
Stratum Corneum 29, 112, 125, 127
Solarien 12, 17, 19, 22, 58, 91, **110–112**, 124
Sonnenbrand
 – Angst, gesellschaftliche 9
 – Hautkrebs und 43
 – Physiologie des 13, 15, 30, 34, 127
 – Vermeidung 43, 70, 112
Sonnenlicht
 – Autoimmunkrankheiten, und 79
 – Bestandteile von, 9, 14
 – Brustkrebs, und 72
 – Haut 28–31, 48
 – Haltung der Gesellschaft gegenüber dem, 9–11, 21
 – Krebs und, 72, 136
 – Organgesundheit 75
 – SAD 12, 92
 – Vitamin D , und 11, 13, 24, 26, 51, 75, 109

 – Vorbeugung vor übertriebenem Besonnen 113, 114
 – Vorteile, von 12, 59
 – wissenschaftliche Forschung, und 16
 – Zellgesundheit, und 24, 71, 76
Sonnencremes,
 – allgemein 9, 11, 18, 24, 31, 39, 43, 48, 49, 51, 58, 68
 – Melanom und 31, 39
Sonnengegner 12, 18–21, 46, 127
Strahlung, Ultraviolette 14, 127
Stratum corneum 29, 112, 125, 127
Suprachiasmatischer Nucleus (SCN) 90, **127**
Schweißdrüsen 125
Synovialis 84

**T**CA peeling 55
Telangiektasien **53**, 127
10th Report on Carcinogens 123

**U**nger, Lester 67
UVA-Photochemotherapie (PUVA) 33, **86**, 127
UVA-Strahlung 127
 – Falten 49, 51
 – Hautkrebs, und 31
 – Kreislaufsystem 78
 – Melanom, und 39, 111
 – Schuppenflechte, und 86
UVB-Strahlung 127
 – alternative Quellen, von 110
 – Diabetes mellitus 83
 – Effekte, psychologische 90
 – Falten, und 49, 51
 – Knochengesundheit, und 68
 – Krebs, und 15, 51, 111
 – Herz-Kreislauf-System 78
 – Melanom, und 15
 – Schuppenflechte, und 9, 87
 – Sonnenschutzmittel 15, 31, 36
 – Vitamin D-Produktion, und 31, 47, 79, 91, 106, 110
 – zirkadianer Rhythmus 90, 91
UVC-Strahlung 14, 127
UV-Kamera 49, 56

**V**itamin A 55, 108
Vitamin D
 – aktives 20–25, 61, 76–79, 83–88
 – alternative Quellen des, 106–108
 – Brustkrebs und 73
 – Behandlungsformen, zukünftige 86

- Defizit 60, 79
- Falten 48, 56
- Formel für sicheres Sonnen und 70
- Knochengesundheit und 12, 16, 21–23, 59, **61**, 62, 68, 77, 87, 106
- täglicher Bedarf 82, 107, 116
- Nahrungsergänzungsmittel 11, 24, 106, 109
- Organgesundheit 23, 59, **75**, 76
- Osteomalacie 65
- Osteoporose 62–68
- Produktion von 11–15, 26, 29, 31, 43, 61, 76, 109–115
- Rachitis 67
- Rezeptoren 78, 79, 81, 90
- Rheumatoide Arthritis 83
- Schuppenflechte 85–87
- Sonnenlicht 11, 13, 24, 26, 51, 75, 109
- Toxizität 108, 109, 127
- Übergewicht 21
- Zellgesundheit und 71

**V**ererbung
Melanom, und 37

**X**eroderma pigmentosa **36**, 127

**Z**ellgesundheit 20, 21, 22, 24, 59, **71**, 76, 79, 84, 87, 115
Zirkadianer Rhythmus 89, 91, 127

# Die Autoren

**Dr. phil. Dr. med. Michael F. Holick** genießt internationale Anerkennung für sein Fachwissen und viele Beiträge im Bereich Vitamin D, Calcium, Haut, Knochen und biologische Effekte der UV-Strahlung. Dr. Holick ist Professor für Medizin, Dermatologie, Physiologie und Biophysik an der Boston University School of Medicine, Leiter der Bone Health Care Clinic und Programmdirektor des General Clinical Research Center. Dr. Holick war Preisträger des National Institutes of Health, er ist Vorsitzender einer Review Group für die NASA und Redaktionsmitglied in wichtigen Fachzeitschriften. Er hat über 200 Artikel in anerkannten wissenschaftlichen Fachzeitschriften veröffentlicht und war in den letzten zehn Jahren wissenschaftlicher Leiter des alle zwei Jahre stattfindenden Symposiums über die biologischen Effekte des Sonnenlichts. Dr. Holick ist Mitglied in zahlreichen akademischen Vereinigungen und Gesellschaften und erhielt über 40 Preise und Ehrungen für seine innovative Forschungsarbeit und klinischen Arbeiten wie den Robert H. Herman Award 2003 von der American Society of Clinical Nutrition. Dr. Holicks Forschungslabor für Vitamin D, Haut und Knochenstoffwechsel an der Boston University School of Medicine unterstützt die Entwicklung neuer Ansätze zur Behandlung von Osteoporose, Hautkrankheiten, Haut-, Brust-, Darm- und Prostatakrebs.
Dr. Holick lebt mit seiner Frau Sally und seiner Tochter in Sudbury, Massachusetts. Dort kann man ihn bei der Gartenarbeit oder auf dem Tennisplatz antreffen.

**Mark Jenkins** ist der Autor und Mitautor eines Dutzends Bücher, von denen zwei zum „Buch des Monats" ausgewählt wurden. Seine Artikel erschienen in so unterschiedlichen Organen wie **Rolling Stone** und **The Wall Street Journal**. Mark Jenkins schreibt für den Rundfunk auch humoristische Kommentare über das Leben auf einer kleinen Insel. Er lebt mit seiner Partnerin Patty und ihren zwei Söhnen auf der Insel Martha's Vineyard, seine Hobbys sind Bodysurfing und Tennis.